儿童牙齿健康护理保健书

蒲佳昕 / 主编

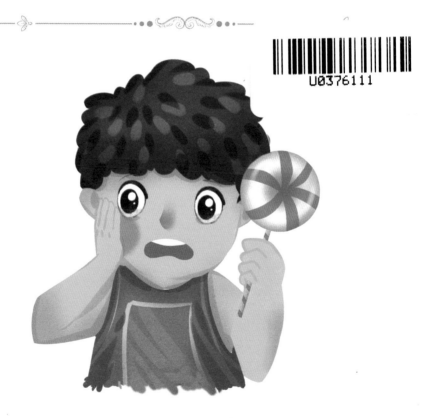

U0376111

吉林科学技术出版社

图书在版编目（CIP）数据

儿童牙齿健康护理保健书 / 蒲佳昕主编 . -- 长春：
吉林科学技术出版社，2025. 1. -- ISBN 978-7-5744
-1876-9

Ⅰ. R788

中国国家版本馆 CIP 数据核字第 2024AW6642 号

儿童牙齿健康护理保健书
ERTONG YACHI JIANKANG HULI BAOJIAN SHU

主　　编	蒲佳昕	
出 版 人	宛　霞	
责任编辑	张　楠　郭　廓	
封面设计	深圳市弘艺文化运营有限公司	
制　　版	深圳市弘艺文化运营有限公司	
幅面尺寸	170 mm × 240 mm	
开　　本	16	
字　　数	210千字	
印　　张	12	
页　　数	192	
印　　数	1 ~ 5 000册	
版　　次	2025年1月第1版	
印　　次	2025年1月第1次印刷	

出　　版	吉林科学技术出版社
发　　行	吉林科学技术出版社
地　　址	长春市净月区福祉大路5788号出版大厦A座
邮　　编	130118
储运部电话	0431-86059116
编辑部电话	0431-81629520
印　　刷	长春百花彩印有限公司

书　　号	ISBN 978-7-5744-1876-9
定　　价	49.90元

序言

作为家长，你知道每年的9月20日是什么日子吗？没错，就是"全国爱牙日"。在我国，龋齿、牙周疾病是损害人们口腔健康的常见病，更是最常见的危害儿童青少年健康的口腔疾病。据调查，我国5岁儿童龋齿患病率已超过70%，12岁儿童龋齿患病率也超过30%。根据世界卫生组织的评价标准，我国龋齿流行状况不容乐观，口腔健康状况较差，所以，保护牙齿、预防龋齿和牙周疾病，应该得到我们每个人的重视。因此，在全国牙病防治指导组和顾问组专家们的共同努力下，在1989年，正式确定每年的9月20日为"全国爱牙日"，其主要目的是通过"全国爱牙日"活动，为全国人民普及口腔卫生知识、增强口腔保健意识、提升口腔保健能力，并提高我国人民的口腔健康水平。

是什么原因导致我国儿童口腔健康处于世界较低水平呢？随着我国生活水平的提高，食物含糖量越来越高，精制食物摄入过多，饮食结构、生活方式缺乏科学性，加之孩子自身的口腔卫生清洁工作不到位，大多数家长的口腔健康观念薄弱、口腔保健知识掌握得不全面、口腔保健行为滞后，忽略了对孩子口腔的呵护，从而引发各种牙病。

口腔问题与孩子的身心健康息息相关。有些孩子由于牙齿不好，从而影响了咀嚼功能，导致消化能力下降，造成肠胃疾病、营养不良等；还有些孩子由于牙齿问题，影响面部发育，导致面部不美观，于是不敢与人交流、不敢笑、缺乏自信，因此变得自卑。由此可见，口腔问题甚至会影响孩子的一生。

其实，是否会罹患口腔疾病，与我们的生活状况和行为习惯密切相关。牙齿的问题，究其根本，还是意识的问题，牙病预防重于治疗，且预防贵在早，贵在坚持。那么作为年轻一代的家长，应该怎样教会孩子科学地保护牙齿、保持口腔健康呢？

本书从孩子的牙齿萌出开始，根据牙齿的发育阶段分别进行阐述，全面介绍了萌牙期、换牙期以及恒牙期的日常护理、饮食原则、牙病防控等方面需要注意的问题及方式方法，同时浅析了各种有效可行的牙齿护理方法及就医指南，用通俗易懂的语言为家长提供了全面、细致、实用的儿童牙齿健康护理保健知识，让家长可以更好地帮助孩子保护牙齿。

爱牙护牙从小做起，从我们每一个人、每一天做起。让我们从"齿"开始，开启美好生活，拥有更加灿烂的笑容！

目录

第2章 从零开始，守护好孩子的乳牙

第 6 章　牙齿矫正，帮孩子找回自信

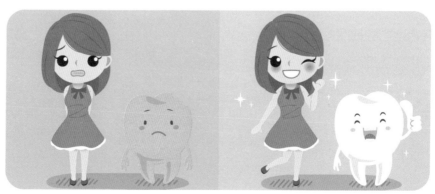

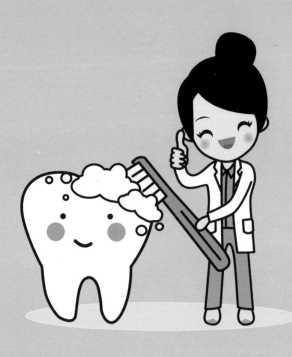

第1章

牙齿对孩子的 ●—→
身心健康尤为重要

　　牙齿是会陪伴我们一生的伙伴，口腔健康关系着身心健康。拥有一口健康的牙齿，才能吃饭香、身体棒。

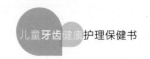

了解牙齿的**结构**

牙齿包括牙体组织和牙周组织两个部分。牙体组织分为三部分：暴露于口腔内的部分，称为牙冠；深埋在牙槽骨里的部分，称为牙根；在牙冠和牙根之间还有非常窄的一部分，称为牙颈部。牙周组织即牙齿周围的组织，包含牙龈、牙槽骨、牙周膜。牙龈是覆盖在牙槽骨表面的、肉眼可见的粉红色软组织；牙龈的深面是硬的骨组织，称为牙槽骨；附着在牙槽骨和牙根之间的是牙周膜。牙周组织若生病了，即为牙周疾病。牙周疾病是成人牙科的常见问题，但偶尔也会发生在儿童身上，家长不能掉以轻心。

牙冠

牙冠是牙齿的重要组成部分，主要负责切割和磨碎食物。牙冠上有很多特殊的组织，每个牙齿的牙冠都呈不同的形状，这与牙齿的不同功能有关。牙冠缺损或缺失都会对咀嚼功能造成影响，严重时还可能引起邻牙倾斜和对颌牙的伸长。

从剖面看，牙冠由牙釉质、牙骨质、牙本质和牙髓四部分组成。

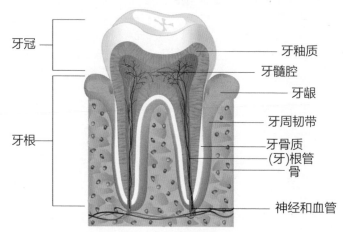

牙釉质 ＞ 牙釉质是牙齿最外层的白色组织，是牙体组织中最坚硬的成分，也是人体最坚硬的组织，覆盖整个牙齿外层，主要由钙、磷等无机物组成。

牙骨质 ＞ 牙骨质覆盖于牙根表面，牙颈部较薄，根尖部和根分叉部较厚，色淡黄，硬度要弱于牙釉质和牙本质，与骨相似。

牙本质 ＞ 牙釉质和牙骨质的内层就是淡黄色的牙本质，牙本质内部有很多牙本质小管，这是牙本质的主要成分。若牙本质被蛀，牙齿便可能会感到酸痛。

牙髓 ＞ 穿过牙本质，即牙齿内部。牙齿内部不再是硬组织，而是一个空腔，里面是充满了神经、血管等结构的牙髓组织，即牙神经。牙髓可以供应血液给牙体，为牙体提供营养，还可以转化吸收矿物质，使牙体变得更坚固。牙髓组织通过牙本质小管感受外界，当我们吃了有刺激性的食物时，牙神经就会有感觉。如果牙釉质磨损，导致牙本质直接暴露在外时，感觉会更灵敏。

牙根

　　牙根是由牙骨质覆盖、固定在牙槽窝内的部分，是牙体中起支撑作用的部分。如果把整颗牙齿看作一棵大树，牙根就是大树的树根，树根健康、牢固，整颗牙齿才能被牢牢地固定住。牙根由三部分组成，即最外层的牙骨质、内层的牙本质，以及牙齿根管里的牙髓组织。

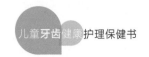

认识**乳牙与恒牙**

人的一生中，一共有两副牙齿——乳牙和恒牙。宝宝会在出生后6个月左右开始萌出第一颗牙齿，一般在2岁半至3岁时，乳牙全部萌出完毕。恒牙是乳牙脱落以后生长出来的牙齿，孩子一般在6岁的时候开始换牙。

乳牙

孩子会在6个月左右开始萌出第一颗牙齿，一般按先下后上、先前面再后面的顺序生长。乳牙一共有20颗，分为切牙、尖牙、磨牙三种，从正中间向两侧分别是乳中切牙、乳侧切牙、乳尖牙、第一乳磨牙和第二乳磨牙。

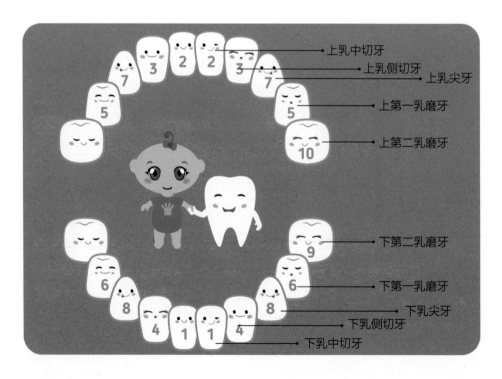

　　牙齿的形状和它的功能是相匹配的。切牙位于口腔的前部中央，形状为方形，主要用来切断食物。食物进入口腔之后，先由切牙将其切为小块，然后再送至口腔的深处，由尖牙和磨牙配合嚼碎。

　　尖牙与侧切牙相邻，上、下、左、右各1颗，共4颗。尖牙的前端比较尖锐，可以用来刺穿和撕裂食物。

　　最后面的牙齿就是磨牙。磨牙的形状大大的、方方的，在咬物面上纵横起伏，还有很多凸起和沟壑，上下磨牙咬合时，这些凸起和沟壑能够相吻合，如同捣杵一般，来回咀嚼、研磨食物。这种结构可以把食物研磨细碎，从而使我们的身体更好地吸收这些食物中的营养。

恒牙

　　孩子在6岁左右就会开始换牙了，乳牙在这个时间段会逐渐开始脱落，恒牙会陆陆续续地萌出。直到12岁左右，20颗乳牙会全部换完。换牙的过程对于每个孩子及家长来说，都是既紧张又令人期待的。换牙后，恒牙会陪伴孩子一辈子，若恒牙脱落，就不会再有新的牙齿萌出了。

　　恒牙和乳牙不一样，除了切牙、尖牙和磨牙外，恒牙还多了一种"前磨牙"。前磨牙其实是替换乳磨牙而长出来的牙齿，位于尖牙和磨牙之间，既有能撕裂食物的尖牙的功能，又有能研磨食物的磨牙的功能。它们不够专一化的功能使它们在哪一方面都不够突出，其重要性也就既不如尖牙，也不如磨牙。这也是为什么当有些人的牙齿特别拥挤，需要做拔牙矫正时，医生通常会选择拔除前磨牙。

　　除了要更换20颗乳牙外，在孩子6岁的时候，第二乳磨牙后方会萌出一颗新的牙齿，这颗牙齿称为六龄齿，也叫第一恒磨牙，上、下、左、右各1颗，共4颗。这4颗六龄齿并不是替换乳牙生长的，而是在乳磨牙的后方直接萌出的。

　　在孩子12～13岁时，六龄齿后方会再次萌出一颗新的牙齿，这就是第二恒磨牙，也是上、下、左、右各1颗，共4颗。这样再加上孩子换掉的20颗牙齿，一共就有28颗牙齿。换牙完成后的恒牙牙列里，中、侧切牙共8颗，尖牙4颗，前磨牙8颗，磨牙8颗，共28颗。

随着年龄的增长，有的人会在第二恒磨牙后方继续生长一颗牙齿，这是第三恒磨牙，也就是我们所说的智齿。第三恒磨牙一般在16周岁以后萌出，当然有些人一生也不会长。这也就是恒牙会因人而异，牙齿有28～32颗不等的原因。

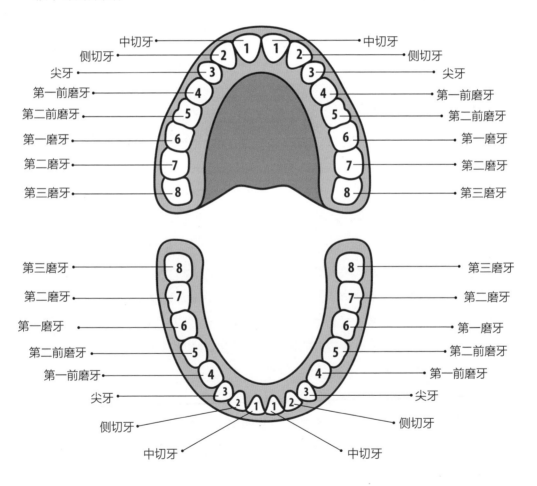

牙齿的**生长过程**

很多家长可能不知道，当宝宝还在妈妈肚子里的时候，他的牙齿就已经开始发育了。牙齿的生长过程通常分为四个阶段，包括形成牙胚、逐渐钙化、形成牙冠以及长成牙根，这些阶段都完成后，小小的牙齿就萌出来了。

牙胚的形成

牙胚是将来能够发育成牙齿的组织，由成釉器、牙乳头和牙囊三个部分组成，成釉器形成釉质，牙乳头形成牙髓、牙本质，牙囊形成牙骨质、牙周膜、固有牙槽骨。牙胚大概在胚胎第5周开始发育。

在宝宝的口腔里，原口腔上皮局部增生形成原发性上皮带，这层上皮带继续增生分裂，逐渐在舌侧形成牙板。牙板末端的上皮细胞增生，形成圆形或卵形的上皮芽。上皮芽继续生长，体积增大，底部慢慢凹陷，就形成了成釉器。随着成釉器的长大，上皮凹陷继续加深，形状如同钟。

在成釉器形成后，成釉器深部的间充质开始增殖，逐步形成一团致密的细胞团，这就是牙乳头。

在牙乳头形成的同时或稍后，围绕牙乳头和成釉器的间充质也开始增殖分化，逐渐呈环形包绕排列，称为牙囊。

成釉器、牙乳头和牙囊都形成后，牙胚也就形成了。不仅是乳牙胚这么早就形成了，有些恒牙的牙胚在胚胎4个月时也开始发育了。因此，孕妈妈在孕期一定要注意补充营养，否则会影响孩子乳牙胚和恒牙胚的发育。

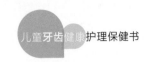

牙齿的钙化及牙冠的形成

随着牙胚的形成，牙齿发育进入钙化期。牙齿的钙化过程即牙体组织形成的过程，牙囊形成以后，里面是水汪汪的，直到牙胚内部结构开始钙化，牙囊内部才形成硬硬的牙体组织。在牙齿钙化的过程中，牙冠逐渐发育，牙胚的牙釉质和牙本质结构逐渐增厚钙化，形成牙体硬组织。包裹在这些硬组织里的牙乳头将发育成富含神经、血管的牙髓组织。

牙根的形成及牙齿的萌出

牙根发育开始于牙冠发育即将完成时。内釉上皮细胞和外釉上皮细胞在颈环处增生，向未来的根尖孔方向生长，这些增生的双层细胞称为上皮根鞘。上皮根鞘的内侧面包围着牙乳头细胞，上皮根鞘的外面被牙囊细胞包绕，上皮根鞘内侧的牙乳头细胞也向根尖增生，其外层细胞分化出成牙本质细胞，进而形成牙本质，并沉积钙化于牙颈部和牙根部。

上皮根鞘继续生长，离开牙冠，向牙髓方向形成约45°的弯曲，形成一个中间有孔的盘状结构。弯曲的这一部分上皮称为上皮隔，上皮隔最终会围成一个向牙髓开放的孔，这就是未来的根尖孔。上皮隔的内面是牙乳头，外面是牙囊。被上皮隔包围的牙乳头向根尖方向增生，与上皮细胞基底膜接触，分化为成牙本质细胞，进而形成根尖部牙本质。

当牙本质形成以后，其表面的上皮根鞘发生断裂，使上皮根鞘与根部牙本质分离，并向牙囊的深层移动，断裂的上皮根鞘呈网状，包绕在牙根周围。此时，牙囊中的间充质细胞进入断裂的上皮细胞之间，并与牙根部牙本质接触，在该处分化成牙骨质细胞，并分泌牙骨质基质，经矿化后形成牙骨质。

随着牙根的发育，牙周组织中的牙骨质、牙周膜和牙槽骨逐渐形成。牙冠形成后，随着牙根的形成穿过口腔黏膜，向口腔移动，直至突破牙龈萌出，此时，我们就可以直接看到小小的牙齿了。牙冠会随着牙齿的萌出越来越高，直到完全萌出。牙冠的大小是萌出时已经形成的，不会随着年龄增长而变大。一般来说，牙根发育到2/3时，牙齿开始萌出，随着牙根的继续发育，牙齿继续萌出，直到上下牙齿可以稳定接触为止。牙齿萌出以后，通常还要1～3年，到了3岁左右，牙根才能完全发育好。

乳牙发育时间表

牙齿名称		硬组织开始形成时间（胎龄）	牙齿萌出时间（月龄）	牙根发育完成时间（年龄）
上排牙齿	中切牙	孕 4 月	8 ～ 12 个月	1.5 岁
	侧切牙	孕 4.5 月	9 ～ 13 个月	2 岁
	尖牙	孕 5 月	16 ～ 22 个月	3.25 岁
	第一乳磨牙	孕 5 月	13 ～ 19 个月	2.5 岁
	第二乳磨牙	孕 6 月	25 ～ 33 个月	3 岁
下排牙齿	中切牙	孕 4 月	6 ～ 10 个月	1.5 岁
	侧切牙	孕 4.5 月	10 ～ 16 个月	1.5 岁
	尖牙	孕 5 月	17 ～ 23 个月	3.25 岁
	第一乳磨牙	孕 5 月	14 ～ 18 个月	2.25 岁
	第二乳磨牙	孕 6 月	23 ～ 31 个月	3 岁

从乳牙胚开始发生，到第三恒磨牙牙根发育完成，整个过程需要约20年。

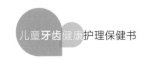

牙齿对孩子健康的影响

　　牙齿的健康对孩子的成长至关重要。牙齿除了具有咀嚼功能外，还起着引导颌骨发育、建立正确咬合关系的重要作用，也会影响语言能力以及外貌的发育。因此，我们要多关注孩子的牙齿健康。

牙齿问题会影响孩子的生长发育

　　儿童的生长速度极快，代谢旺盛，在饮食上一定要加强营养才能满足生长发育的需要。而对食物进行充分、细致的咀嚼，是身体消化食物、摄取营养的重要一步。牙齿是咀嚼食物的利器，经过牙齿的撕裂、碾磨之后，口腔分泌的唾液才能将食物充分浸润，对其进行初步的营养分解。只有健康的牙齿才能发挥正常的咀嚼功能，才有利于食物的消化和吸收。如果孩子的牙齿不好，就不可能很好地咀嚼，大块的食物进入胃里就不能被充分地分解、消化、吸收，自然会影响孩子的身体发育。而且食物没有被充分咀嚼就进入胃里，会增加胃的负担，久而久之容易引发肠胃疾病。

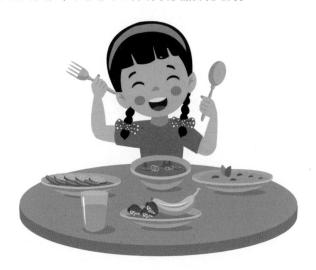

牙齿问题会影响孩子语言功能的发育

孩子的牙齿发育期和语言发育期是重合的。牙齿有辅助发音的功能，说话的时候，牙齿和舌头、嘴唇、脸颊相互配合，控制着气流经过口腔的"路线"和"量"，以便发出各种声音。如果孩子患上龋齿，因为牙齿漏风，就会出现不同程度的发音障碍，如口齿不清等。长期口齿不清会使孩子自卑，慢慢孩子会变得不爱说话，这既影响语言功能的发育，对孩子的心智和人际关系也会有影响。所以，不论是何种原因造成的牙齿缺失或缺损，都应该及时加以干预，以免给孩子带来不良影响。

牙齿问题会影响孩子的容貌

一口好的牙齿会给孩子的脸形加分，让孩子更加自信、美丽，而龅牙、地包天、牙齿不齐等，往往会让孩子的颜值大打折扣。牙齿畸形会造成嘴唇变形、下颌后缩等颌面畸形，影响孩子面部的美观。尤其是在儿童生长发育期间的错颌畸形，如果不能及时矫治，将会影响口腔及颜面部软硬组织的发育，引起面部的明显畸形。龋齿可能影响孩子的正常咀嚼功能，易养成孩子单侧咀嚼的习惯，从而使面部两侧发育不对称。

牙齿问题会影响孩子的智力发育

很多家长可能会感到惊讶：孩子的牙齿有问题，怎么还会影响智力发育呢？牙齿健康看似与孩子的智力发育不相关，但实际上，它们之间有着密切的关系。

当我们咀嚼时，这个动作会牵引面部的肌肉，从而促进头部的血液循环，使脑细胞获得充足的氧气和养分，大脑就更加有活力了。同时，咀嚼也可以让味觉和嗅觉神经一直处于兴奋的状态，这对大脑也是一种良性刺激，

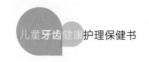

能够很好地促进大脑发育。

尤其是对于孩子来说，他们正处于智力发育的关键时期，医学上普遍认为，儿童时期如果能够多咀嚼一些质地偏硬的食物，他们的智力和记忆力都会比那些不爱咀嚼质地偏硬食物的孩子高一些。那些牙齿不好、不爱咀嚼或者不能够很好地完成咀嚼动作的孩子，他们的大脑就会因为缺乏一些必要的刺激而变得"消极怠工"。

虽然孩子的牙齿没有成年人那样结实牢固，但家长还是应该适当地让孩子尝试咀嚼一些质地偏硬的食物，如核桃、花生、腰果、板栗等坚果，以及芹菜、竹笋、玉米、荞麦等蔬菜杂粮，这样既锻炼了牙齿，又促进了智力发育，一举两得。

牙齿问题会影响孩子的性格

牙齿不齐所导致的面形、唇形走样，发音学习障碍，口齿不清等问题，很有可能在孩子的心里埋下自卑的种子。孩子会因为一口不好的牙而担心受到小伙伴的嘲笑，从而将自信的笑容隐藏起来，变得不愿意跟人交往，不愿意开口说话，或是跟人说话时会小心翼翼地捂住嘴。时间长了，就会产生强烈的自卑感及心理障碍，容易变得敏感、脆弱、自卑，朋友也越来越少，严重影响身心健康。

牙齿问题容易导致多种疾病

俗话说"牙不好，疾病满身跑"，意思是如果一个人的牙齿不好，就会带来一系列的健康问题。这还真不是夸大其词，如果牙齿疾病没有得到及时治疗，就会在牙根部形成感染病灶，时间长了，不仅会导致口腔疾病反复难愈，口腔内的细菌和病毒还会通过血液与淋巴液传播到其他部位，引起慢性肾炎、慢性胃炎、关节炎、慢性咽炎、眼病等疾病。

你家孩子的牙齿**健康吗**

有关调查显示，我国儿童的口腔疾病患病率越来越高，常见症状有龋齿及其并发症、牙外伤、咬合紊乱、牙齿发育异常等。龋齿无法自行修复，一旦形成，只能靠外力修补，所以，预防才是最好的治疗。因此，家长应重视孩子的牙齿问题，除了要定期带孩子看牙医外，平时也应多留意孩子的牙齿问题。有些家长可能会问，孩子的牙齿出现问题，一般等到发现的时候就已经比较严重了，怎么自行检测孩子的牙齿有没有问题，并将问题扼杀于萌芽阶段呢？下面就为大家介绍判断口腔及牙齿健康的方法。

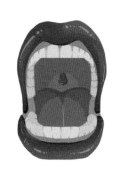

口腔健康与否，看这几方面

作为整个消化系统的起点，口腔是人体的重要组成部分。它主要由唇、颊、腭、舌、牙、涎腺和颌骨等组成，具有咀嚼、吞咽、感觉和言语等功能，并支撑着颌面部的正常形态。口腔健康，主要是指牙齿、牙周组织、口腔相邻部分及颌面部均无组织结构与功能性异常。具体来说，口腔健康包括无口腔颌面部慢性疼痛、口腔溃疡、口咽癌、牙周（牙龈）疾病、龋齿、牙齿丧失等口腔疾病和功能紊乱。世界卫生组织将口腔健康列为人体健康的十大标准之一。

口腔健康的标准是：

> **牙齿整洁、无龋洞、无疼痛感、牙龈颜色正常、无出血现象**

由此可知，口腔健康是指具有良好的口腔卫生、健全的口腔功能以及无口腔疾病。要保护牙齿，必须从预防牙病开始，养成良好的口腔卫生习惯，

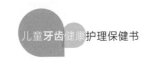

定期检查并治疗牙齿疾病，以保持牙齿健全的功能。

儿童常见的牙齿问题

儿童常见的牙齿问题有以下几种。

● 牙齿发育与萌出异常

儿童的牙齿发育问题主要表现为牙齿数量、形态、结构及萌出的异常。

牙齿数量异常表现为先天缺失一颗牙或数颗牙、先天无牙或大多数牙齿先天缺失、多生牙等。

牙齿形态异常主要有畸形牙尖、畸形牙窝、双牙畸形、弯曲牙、过大牙、过小牙及锥形牙等。

牙齿结构异常是指牙齿发育期间，在牙基质形成或基质钙化时，受到各种障碍造成牙齿发育异常，并且在牙体组织上留下永久性的缺陷或痕迹，常见的有牙釉质发育不全、牙本质发育不全、氟斑牙和四环素着色牙等。

牙齿萌出异常主要表现为牙齿萌出过早或过迟、牙齿异位萌出。牙齿萌出过早是指牙齿萌出时间早于正常萌出时间，且萌出牙齿的牙根发育尚不足根长的1/3；牙齿萌出过迟是指超过1岁未萌出牙齿，或超过3岁未全部萌出；牙齿异位萌出是指牙齿萌出在非正常位置，这种情况多发生在第一恒磨牙和尖牙区。

● 牙齿外伤

牙齿外伤是指牙齿因各种机械外力出现的牙体硬组织、牙髓组织和牙周组织的急剧损伤。较大的外力直接作用于牙齿，是牙外伤的主要原因。由于儿童好动且自我保护能力较弱，所以容易发生牙外伤，比较常见的是乳牙外伤造成的牙齿位移或脱出，其中又以刚刚萌出的乳牙最为常见，这是因为幼儿开始学习走路时，运动能力、反应能力等都处于发育阶段，容易摔倒或撞在物体上而造成牙外伤。

● 儿童龋齿

龋齿是危害孩子牙齿健康的头等大敌。由于孩子年龄较小，尚未养成良好的饮食习惯和口腔卫生习惯，加之乳牙自身的解剖特点，导致我国幼儿龋齿高发。有关调查显示，我国5岁儿童龋齿患病率为70.9%，平均龋齿数量为4.24颗，12岁儿童的恒牙患龋率也达到了34.5%，而且儿童患龋情况呈现逐年严重的趋势。

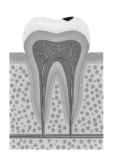
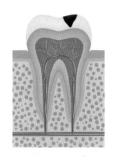
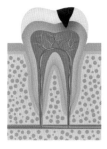
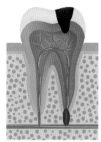

● 儿童牙髓病与根尖周病

牙髓病即牙齿硬组织受到损伤而引起的疾病，包括牙髓炎症和牙髓坏死。细菌感染、牙外伤或药物作用等是乳牙牙髓病常见的致病因素；年轻恒牙牙髓炎多因龋齿、牙齿结构异常、牙外伤及医源性因素引起。根尖周病是指发生在牙根尖周围组织的炎症性疾病，大部分由牙髓病发展而来。

这两类牙病在临床上并不多见，但造成的危害非常大，且二者联系比较紧密。牙齿表面如果发生龋坏，发展到一定程度后可能会引起牙髓炎症。如果牙髓炎症没有得到及时有效的治疗和控制，牙髓表面会逐渐产生炎症，而炎症又会通过根管向根尖蔓延，导致根尖周病。

自测孩子的牙齿是否健康

要想知道孩子的牙齿是否健康，家长可以自行在家做一些简单的测试。既可以从孩子的颌面外部查看，观察孩子的牙齿是否整齐；也可以检查孩子

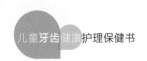

的口腔内部，查看是否存在口腔疾病或其他异常。

● 面部测试

观察孩子的面部是否对称

让孩子微闭嘴唇，如果孩子的牙齿没有外露，下巴、下唇不比上唇凸，脸部两侧完全对称，说明孩子的牙齿基本没有影响到颌面发育，看起来较为美观。

观察孩子的牙齿是否整齐

让孩子咧开嘴发出"一（yi）"的字音，如果孩子的上下牙齿中缝是对齐的，并且上下牙之间的咬合关系是前后错开、稍微留一点空隙的，说明孩子的牙齿是整齐的。

观察孩子的鼻头、嘴唇、下巴是否呈三点一线

拿一支笔或者一根筷子，垂直贴放在孩子的鼻头、嘴唇和下巴上，如果三者都能自然地接触到笔或筷子，没有任何一处感受到压迫，说明孩子的牙齿发育得比较好。

通过以上三个步骤的测试，如果发现有不符合之处，说明孩子的牙齿发育情况可能出现了问题，建议家长及时带孩子去看牙医。

● 口腔测试

- 观察牙齿排列是否整齐。让孩子张开嘴，观察整个牙齿的形状是否为一个连贯的弧形，牙齿是否有缺失或歪斜，是否有一颗牙叠压在另一颗牙上的情况。

- 观察牙齿清洁度。检查孩子的牙缝内是否有食物残渣，牙齿上是否有黄色的污垢、是否发黑，有无牙结石、裂缝或黑色小点等。

- 检测牙齿是否坚固。让孩子自己轻叩上下牙或家长用牙刷轻叩孩子的牙齿，看看是不是每颗牙都很稳固、无松动。需要注意的是，孩子的牙齿比较脆弱，叩齿时力度不宜过大，否则容易对牙齿造成机械性损伤。

- 牙齿刺激测试。让孩子用舌尖去舔舐每一颗牙齿，然后询问孩子是否感到酸疼。观察孩子吃冷热酸甜等刺激性食物及用冷水刷牙时，孩子有无牙酸、牙痛、牙出血的情况。

- 检查是否有口腔疾病。检查孩子的口腔是否有溃疡、异味或肿胀；询问孩子口腔是否会感到疼痛。

- 查看牙龈的颜色是否正常。正常的牙龈是淡红色的，质韧，边缘菲薄，紧贴在牙颈部。

- 做吞咽测试。让孩子吞咽一口唾液，等待30秒，然后询问其唾液分泌是否充足，是否感到口干舌燥。

经过以上测试，如果孩子的口腔状况良好，说明牙齿较为健康；如果超过两项有异常，家长就应注意孩子的口腔清洁，必要时带孩子看牙医，寻求专业人士的帮助。

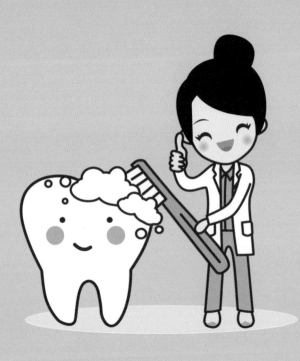

第2章

从零开始，
守护好孩子的乳牙

乳牙不仅是婴儿期、幼儿期及学龄期咀嚼器官的主要组成部分，还对孩子的生长发育、恒牙牙列的形成、语言能力的发展等都起着至关重要的作用。因此，要走好成长发育的第一步，就要重视儿童乳牙保健，让孩子拥有一口健康漂亮的乳牙。

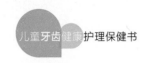

宝宝乳牙知多少

孩子在6个月至2岁半左右这个阶段，会相继萌出20颗乳牙，到6岁左右，乳牙会逐渐脱落而被恒牙代替，这一过程可能会持续到孩子12岁左右。乳牙会陪伴孩子很长一段时间，需要认真保护。

乳牙的形态特点

乳牙从孩子6个月左右开始萌出，至2岁半左右陆续萌出完毕。乳牙分为乳切牙、乳尖牙和乳磨牙，上下颌左右各5颗，共20颗。左右乳牙形态相似，各区牙的排列自中线向远中分别为乳中切牙、乳侧切牙、乳尖牙、第一乳磨牙和第二乳磨牙。乳中切牙、乳侧切牙和乳尖牙为前牙组，第一乳磨牙和第二乳磨牙为后牙组。

乳牙体积较小，牙冠比较短小，普遍呈乳白色，牙齿表面上颈嵴突出，冠根分明。上颌乳尖牙牙尖偏远中，近中牙尖山嵴长于远中牙尖山嵴，此特点恰与恒尖牙相反。下颌乳切牙的舌面边缘嵴与颈嵴都比恒切牙明显，从邻面观察，恒切牙唇颊侧或舌侧颈脊都不如乳牙明显。乳磨牙根干短，根分叉大。下颌第一乳磨牙的形态不同于任何恒牙，从侧面观察，颊面形态似四边形，但近中边缘较长且直，远中边缘特别短且突出。下颌第二乳磨牙的近中颊尖、远中颊尖、远中尖的大小基本相同。

乳牙的作用

乳牙是我们的第一副牙齿，从萌出到依次被恒牙代替，需要十几年。在这漫长的时间里，乳牙的作用不容小觑。

● 发挥咀嚼功能

儿童期是孩子生长发育的旺盛期，营养摄入充足是孩子健康成长的有力保障。乳牙是婴幼儿咀嚼器官的重要组成部分，健康的乳牙能将食物充分咀嚼，有利于食物的消化和吸收，为孩子的生长发育提供必需的营养素。同时，咀嚼运动可反射性促进肠胃蠕动，刺激胆、胰等器官分泌消化液，增进消化功能。而乳牙龋坏或缺失可导致患儿咀嚼功能下降，严重者将影响消化功能，也会影响孩子的生长发育。

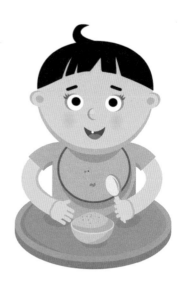

● 促进颌面部发育

健康的乳牙在发挥其咀嚼功能的同时，还可给颌、颅底等软组织以功能性刺激，促进其血液循环、淋巴代谢，进而有助于颌面部正常发育。健康的乳牙还能保证左右两侧牙齿能够均匀地咀嚼食物，咀嚼的过程也是刺激颌面部的骨骼和肌肉正常发育的过程。如果乳牙中的一侧出现龋齿，或者乳牙早失，只能用另一侧来咀嚼食物，势必会影响颌骨及颜面部肌肉的生长发育。

● 辅助发音和语言功能

乳牙自身的位置以及乳牙和唇舌之间的关系关乎着儿童发音和语言表达。而乳牙萌出期和乳牙列期是儿童开始发音与学习语言的关键时期，若儿童时期乳牙损坏，尤其是上颌乳前牙大面积龋坏或过早丧失，则会对发音和语言表达造成很大的影响。

● 保持面部形态协调美观

乳牙在儿童颜面美观方面也有着举足轻重的作用。乳牙按照一定的规律进行排列，牙、牙弓及上下牙的咬合关系可以使面部更丰满、颌面部形态更正常。如果乳牙因龋坏而缺损或者缺失，将会影响孩子颜面部的协调性。同时，乳牙龋坏或过早脱落容易导致孩子不愿意张口说话，变得自卑，严重的话会影响孩子的心理健康。

● 引导恒牙萌出及恒牙列的形成

乳牙的作用之一是为恒牙的萌出预留间隙，如果乳牙因龋坏发生牙体缺损或者缺失，将会使间隙发生改变，从而使继承恒牙萌出受阻或者异位萌出。乳牙会因龋齿比较严重而导致慢性炎症，还会使继承恒牙萌出的时间发生改变，使相应的继承恒牙萌出过迟或者过早。乳牙的慢性炎症有时也会直接影响到继承恒牙牙质的发育。

乳牙对恒牙的萌出具有一定的诱导作用，乳牙过早丧失可能导致恒牙牙列不齐。例如，第一恒磨牙萌出时，以第二乳磨牙的远中面为诱导面，向对颌方向萌出，若第二乳磨牙过早丧失，第一恒磨牙便会失去诱导面，致使其向近中移位或斜向近中，这就导致了恒牙异位萌出。

乳牙萌出的时间和顺序

一般来说，宝宝的乳牙在出生后6个月左右开始萌出，约2.5岁时全部出齐。乳牙萌出的顺序遵循"中间向两边，一二四三五，左右相对称，先下再上数"的规律。具体来说：

"中间向两边"，即处于正中的乳中切牙最先萌出，两边的牙齿从前向后陆续长出。

"一二四三五"，即从正中第一颗牙开始，按照"一二四三五"顺序长出，处于第四位的第一乳磨牙萌出时间早于处于第三位的乳尖牙。

"左右相对称"，即左右的同名牙几乎同时对称性萌出。

"先下再上数"，通常情况下，下颌同名牙比上颌同名牙先萌出，但也有例外，如上颌乳侧切牙有时会比下颌乳侧切牙早萌出。

简单来说，乳牙萌出顺序为乳中切牙、乳侧切牙、第一乳磨牙、乳尖牙、第二乳磨牙，通常下颌牙的萌出时间早于上颌同名牙。

乳牙的正常萌出过程受到多种因素的影响，如牙胚的发育状况、牙根及牙槽骨的生长、口周肌肉的作用以及全身内分泌因素的影响等，这些因素可以使上述萌出顺序和萌出时间出现差异。上述只是通常的时间，有的孩子出生后4~5个月就开始萌出第一颗牙，也有的孩子在8~9个月才开始萌出第一颗牙，所以萌出顺序及萌出时间有个体差异。这种差异是正常的，家长不用过于担心，只要在个体差异的范围内，孰先孰后都是正常现象。但若孩子超过1周岁还没有长出第一颗乳牙，或过了3周岁乳牙还没有出齐，家长应带孩子去看牙医。

乳牙萌出时间和萌出顺序一览表

牙齿名称	萌出时间（月龄）	萌出顺序
下乳中切牙	6 ~ 10 个月	1
上乳中切牙	8 ~ 12 个月	2
上乳侧切牙	9 ~ 13 个月	3
下乳侧切牙	10 ~ 16 个月	4
上第一乳磨牙	13 ~ 19 个月	5
下第一乳磨牙	14 ~ 18 个月	6
上乳尖牙	16 ~ 22 个月	7
下乳尖牙	17 ~ 23 个月	8
下第二乳磨牙	23 ~ 31 个月	9
上第二乳磨牙	25 ~ 33 个月	10

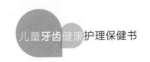

保护乳牙的常见误区

随着人们生活水平的不断提高，我国婴儿的乳牙患龋率日趋升高，越来越多的家长开始注重孩子的口腔健康。家长对孩子的关心毋庸置疑，但若因此陷入护牙误区，便会弄巧成拙。以下是我们总结的保护乳牙的常见误区，希望对各位家长有所帮助。

● 误区一：反正以后会换牙，乳牙龋坏治不治无所谓

许多家长认为，孩子的乳牙迟早要换，龋坏了治不治无所谓。这种想法是错误的。一般情况下，孩子从出生后6个月左右开始萌出第一颗乳牙，2岁半左右乳牙全部萌出，直至6岁左右乳牙才会逐渐脱落，继而被恒牙取代，这个过程可能会持续到12～13岁。也就是说，孩子至少有6年时间是由乳牙陪伴的。如果乳牙龋坏了没有及时处理，则会影响孩子的咀嚼功能，由于龋齿会引起疼痛，孩子只能吃软的食物，长期如此容易造成营养不良，还可能让孩子养成挑食的习惯。龋齿发生后，如果没有得到及时控制和治疗，会进一步发展，引起牙髓炎和根尖周炎。龋齿还会影响恒牙的生长，造成齿列不齐，甚至增加恒牙的龋坏概率。此外，如果孩子龋齿严重，容易被其他小朋友嘲笑而产生自卑感，对孩子的心理健康也会造成影响。由此可见，乳牙的健康非常重要。只有保护好孩子的乳牙，才能让孩子拥有健康的恒牙，也就更利于孩子的身心成长。

● 误区二：喝完奶给孩子喝点水就是清洁乳牙

许多家长认为，孩子的乳牙还没有长齐，每次喝完奶再喝一点水就能把牙齿清洁干净了。这种想法也是不正确的。口腔是牙菌斑、变形链球菌和口腔细菌膜的藏身之处，孩子的口腔是与外界"接触"最多的地方，如果不清洁干净，乳瓣和食物残渣将成为牙菌斑的营养物质，从而导致龋齿的形成。而且孩子的口腔分泌特别旺盛，牙菌斑会和唾液中的钙相结合形

成牙石，当牙石渐渐进入牙齿和牙龈之间时，容易导致牙龈疾病，如牙龈炎等。

因小宝宝的皮肤娇嫩，帮小宝宝清洁口腔时，家长可以尝试用纱布等工具。具体做法是用纱布包住手指，蘸一下温开水，然后轻轻地摩擦宝宝的牙床、牙龈、乳牙和舌苔，早晚各一次。需要注意的是，在帮宝宝进行口腔清洁时，应该让宝宝放松身体，使他充分享受清洁口腔带来的舒适感。如果宝宝感到不舒服而拒绝合作，那么口腔清洁就会很难进行下去。

● 误区三：少吃糖果就可以避免龋齿

众所周知，糖果吃多了容易龋齿，但并不是少吃糖果就不会龋齿。之所以糖果吃多了会龋坏牙齿，是因为糖果含有很多糖分。可并不是只有糖果才含有糖分，很多食物都能分解产生糖分，从而引起龋齿，尤其是碳水化合物含量高的食物。而且，糖的摄取方式、频率等也会影响牙齿健康，导致龋齿的发生。预防龋齿，重点是要减少糖与牙齿的接触时间。家长可限定孩子每日或每周的吃糖量，并告诉孩子吃糖容易龋齿，不能多吃；吃糖的时间可以安排在正餐之前，这样进餐时食物中的纤维素会摩擦、清扫牙齿表面，减少糖与牙齿的接触时间；教育孩子进食后要多漱口、清洁牙齿、有效刷牙和使用牙线，这样才能避免龋齿。

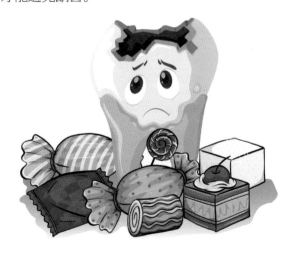

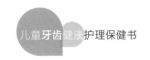

● 误区四："奶睡"会使孩子入睡更快，家长也轻松

很多妈妈会在睡前让孩子含着乳头或奶嘴睡觉，或让孩子自己拿着奶瓶躺着喝奶，认为这样能使孩子快速入睡，也容易安抚，家长也比较轻松。但是这对孩子的牙齿健康确实是一大隐患，当孩子"奶睡"的时候，口腔里会残留奶液，时间长了，牙齿表面容易被腐蚀，增加乳牙患龋齿的风险。孩子躺着喝奶还有可能造成咬合关系异常，

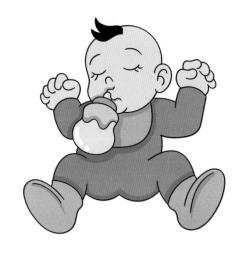

影响颌骨发育。孩子每次喝完奶、吃完东西后，家长都要为其清洁口腔，尤其是在睡前，如果不及时清洁口腔，残留在口腔内的奶就容易滋生细菌，从而导致口腔溃疡或咽喉炎等问题。因此，从保护牙齿的角度出发，建议不要让孩子养成"奶睡"的习惯。

● 误区五：有了龋齿再去看牙也不迟

绝大多数家长都觉得，孩子的牙齿如果表面上看没有重大问题，就没有必要去看牙医。虽然乳牙会更换为恒牙，但乳牙一旦龋坏，就会影响恒牙的萌出。而恒牙是无法再生的，一旦恒牙出现问题，其危害是永久性的，所以预防才是保护牙齿的核心。如果等孩子的牙齿出现了问题之后再想办法去解决，其实已经晚了。正确的做法是定期带孩子看牙医，牙医会根据孩子牙齿的状况提出正确保护牙齿的建议，以便从根本上预防龋齿。

宝宝出牙二三事

宝宝出牙对家长来说是一件很欣慰的事，这说明宝宝正在健康长大，也意味着宝宝可以吃更多的辅食了。但随着宝宝的牙齿开始萌出，很多新的育儿问题也随之而来，家长有必要提前了解一下，从而帮助宝宝长出一口健康、整齐的乳牙。

宝宝出牙前就要做好口腔护理

宝宝的到来给全家带来了喜悦和幸福，有了新的家庭成员，爸爸妈妈也随之忙碌起来，要按时喂奶、帮他洗澡、跟他交流等。但是很多新手爸妈可能会忘记一件很重要的事，那就是帮宝宝护理口腔。

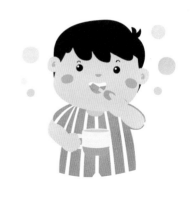

很多家长认为，小宝宝刚出生，还没有长牙，不需要进行口腔清洁，因此常常忽略宝宝出牙前这段时间的口腔护理。其实，在宝宝萌出乳牙前的这段时间，也是要做好口腔清洁的，其目的在于让宝宝从小养成吃完东西要清洁口腔的习惯，等长出牙齿需要真正刷牙时，就会比较顺利。如果一开始没有养成好的习惯，等到宝宝开始有自我意识时，会更不配合，长此以往，没有形成良好的护理习惯，很容易导致龋齿。因此，家长一定要让宝宝从小就养成刷牙的习惯。有些家长可能会说，我们比较注重宝宝的口腔护理，但每次刷牙他都很排斥。给宝宝清理口腔要使用正确的方法，如果手法错误，宝宝可能会在清理过程中感到不适，从而不肯配合。

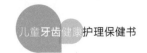

口腔护理小工具

帮小宝宝护理口腔的工具很简单，只要准备好一杯温开水、纱布或者纱布巾就可以了。此时宝宝还没有萌出乳牙，纱布、纱布巾就是很好的洁牙帮手。等到6～10个月以后，宝宝萌出了乳牙，再换上软毛、小头的儿童牙刷。

口腔护理方法

帮宝宝护理口腔也是很容易的。将纱布或者纱布巾蘸湿，包裹在食指上，然后让宝宝躺在爸爸妈妈的膝盖上，头靠在爸爸妈妈的胸部，轻轻擦拭宝宝的牙床。需要注意的是，帮宝宝清洁口腔时，力道一定要轻柔适中，不能太用力，否则宝宝会感到不舒服而抵抗。除了牙床外，牙床与嘴唇之间的连接部位也容易残留奶垢，一定要仔细清洗干净。一般来说，在宝宝长牙前，每天应坚持帮宝宝清洁两次口腔，特别是宝宝喝完奶睡觉前的这一次，否则很容易形成龋齿。就算宝宝喝着奶睡着了，爸爸妈妈也要轻轻扒开宝宝的嘴，帮其清理口腔。此时，宝宝基本上不会受干扰，继续美美地睡觉。

宝宝出牙前的五大不适，家长需要"对症下药"进行护理

宝宝终于要长牙了，这时细心的家长会发现宝宝有了一些变化：宝宝的口水更多了，宝宝突然变得爱乱啃东西了，宝宝好像有点发烧，宝宝心情不

太好、有点烦躁……这些表现其实是长牙期间的常见症状，这可能与出牙时期的牙龈龈沟内分泌出的细胞因子水平相关，由于每个宝宝的情况不同，其症状表现也有所不同，有些宝宝在长牙阶段甚至没有任何症状。对于症状比较严重的宝宝，家长要注意排除宝宝身体其他方面的疾病，以免耽误病情。如果只是出牙引起的不适，一般在牙齿萌出后就会慢慢消失，家长不用过于担心，帮助宝宝做好相关护理即可。

流很多口水　牙齿的萌出，会刺激神经产生更多的唾液，而宝宝的口腔比较浅，吞咽功能也不是很完善，所以唾液很容易流出，这也是为什么长牙时口水特别多的原因。宝宝的皮肤非常娇嫩，如果长期受到口水浸泡，容易长出皮疹甚至皲裂。家长可以准备一块柔软的棉布，蘸温水后及时帮宝宝擦去口水，擦的时候动作一定要轻柔，避免擦破皮肤而引起感染。

喜欢啃、咬、嚼　这段时间宝宝会特别喜欢啃咬东西，抓起东西就往嘴里塞，还喜欢吃手。宝宝出现这些行为，是因为啃咬时发生的摩擦可以让自己的牙龈感觉更舒服一些。如果宝宝喜欢吃手，家长要注意常给宝宝洗手，避免细菌从口进入，也可以给宝宝准备好磨牙棒，通过磨牙棒的摩擦，适当缓解牙龈不适。

体温升高　宝宝出牙的那几天可能会有体温升高的现象，但一般不会超过38.5℃。家长要做好体温监测，并给宝宝适当多喂一点水。

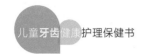

脸颊长红疹	如果家长留意到宝宝的脸颊上出现了红色的斑点，要注意与其他红疹区别开，并做好面部清洁工作。
易暴躁，睡不安稳	出牙带来的不适可能会让宝宝变得有点暴躁和爱哭闹，在出牙前一两天尤其明显。宝宝还可能会睡不踏实，家长此时应更加耐心地照顾和陪伴宝宝。

此外，有些宝宝可能还会出现食欲减退、轻度腹泻等症状，家长一定要在这个特殊时期做好护理工作，陪伴宝宝度过出牙的这段时间。

正确添加辅食，锻炼咀嚼能力

牙齿所需的营养成分除了钙以外，还有蛋白质、维生素、微量元素等。起初这些物质来自妈妈的乳汁或配方奶，但一段时间后就不能满足宝宝的生长需求了，所以需要辅食来补充。乳牙的萌出具有规律性，宝宝添加辅食也要根据此规律讲究方式方法。

首先，要适时添加辅食。过早添加，宝宝的消化功能不完善，会增加肠胃负担，从而影响健康；过晚添加，所需营养得不到及时补充，乳牙不能顺利萌出。很多家长可能会问，什么时候添加辅食比较合适呢？其实，大多数宝宝到了五六个月的时候，就会向家长发出添加辅食的信号。例如：抓到东西就往嘴里塞；看见家长吃东西时，会对食物表现出浓厚的兴趣；吞咽功能逐渐完善，家长送入嘴里的食物不会吐出来了；常因为饿肚子而哭闹；等等。只要家长平时多留心观察，就能发现宝宝的这些小信号。

其次，不同阶段的宝宝，所需要的辅食也有所不同，软硬程度、颗粒

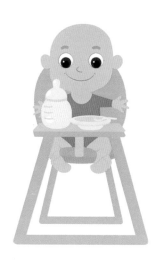

大小都有讲究，只有吃对辅食，才能更好地锻炼其咀嚼能力，同时还能为牙齿的顺利萌出提供充足的养分。

一般来说，下中切牙是第一颗萌出的牙齿。因此，当宝宝刚刚萌出1~2颗乳牙时，可以尝试从液体食物过渡到糊状的辅食，如婴儿米粉、米糊，在提供更多营养物质的同时，促进牙龈的健康发育。

当宝宝长出4颗牙，也就是上中切牙萌出完毕时，所需要的营养也随之增加，此时可以给宝宝尝试一些泥状的食物，如蛋黄、肉泥或者蔬菜泥等，以满足身体的需求。

随着上侧切牙和下侧切牙的萌出，宝宝的咀嚼能力得到了进一步加强，家长可以在辅食中加入一些口感较软的半固体食物，如蒸蛋糕、煮烂的蔬菜段等。

当宝宝大约萌出10颗牙齿时，可以让其尝试一些稍有嚼劲且口感不同的食物，如软饭、小肉丸等，用以加强宝宝的咀嚼能力。

当乳牙基本萌出完毕后，宝宝就能像成人一样吃米粉或者面条了。当然，可以吃并不代表宝宝完全掌握了咀嚼的技巧，太硬和难以咀嚼的食物还是要避免给宝宝吃。

然而，辅食在为宝宝提供营养的同时，也会给口腔健康带来挑战。例如：食物碎渣常常会残留在口腔中；餐具清洁不彻底会滋生细菌；食物中的糖分摄入可能过高；等等。如果不注意宝宝的口腔卫生，很可能会危害宝宝的牙齿健康。因此，宝宝吃完辅食后，要注意帮宝宝清洁牙齿。

正确的喂养姿势，防范牙列不齐

宝宝的牙齿和颌骨发育是否正常，与妈妈喂奶的姿势有一定关系。有的妈妈在给宝宝喂奶时，常常不注意姿势，有时为了省力，直接躺着给宝宝喂奶。这些看似很平常的举动，却会影响宝宝的牙齿和颌骨发育。如果妈妈长期躺着给宝宝喂奶，宝宝为了更好地含住妈妈的乳头，会不自觉地向前伸下颌，时间一长就会形成"地包天"，甚至导致鼻根处塌瘪，影响面部美观。如果奶瓶过高，容易压迫宝宝的上唇和上颌，宝宝吮吸时下颌就会用力前伸，造成乳牙反颌；如果奶瓶过低，则会压迫下唇和下颌，造成下颌后缩，抑制下颌生长。

● 正确的喂养姿势

母乳喂养：

妈妈坐在床或椅子上，将宝宝抱在怀里，用手和手臂的肘关节内侧支撑住宝宝的头与身体，另一只手托着乳房，将乳头和大部分乳晕塞进宝宝的嘴里。

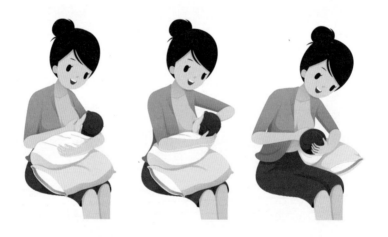

奶粉喂养：

妈妈将宝宝斜抱起，与地面呈45°角，奶瓶与孩子面部呈直角，略向下颌倾斜。

萌牙期可以适当使用牙胶

出牙的这段时间，牙齿要冲破牙龈而萌出，有些宝宝可能会感觉到牙龈疼痛，出现烦躁不安或哭闹的现象；也有些宝宝总喜欢咬东西，只要能抓到手里的东西就会将其往嘴里塞，对此很多家长都会感到头疼。其实，出牙期的这些问题，我们可以找牙胶来帮忙。

牙胶就是我们平时所说的磨牙棒，市面上的牙胶大部分采用安全无毒的硅胶制成，造型可爱，很容易引起宝宝的兴趣。而且牙胶除了能缓解出牙的不适感，还可以起到锻炼宝宝的咀嚼能力及按摩牙龈的作用。妈妈可以多购买几个，让宝宝替换着使用。此外，不同年龄段的宝宝的生长发育需求不同，所需要的牙胶种类也会有所区别，妈妈可以根据自家宝宝的实际情况进行选择。

- 4～5个月的宝宝，正处于乳牙萌出准备阶段，此时宝宝的牙龈十分娇嫩，推荐家长选择软硬适中、表面光滑的注水牙胶。

- 6个月左右的宝宝，牙齿开始萌出，萌牙期的不适感也会随之而来，此时推荐使用表面凹凸不平或者有浮点的注水牙胶，有利于按摩乳牙和牙龈。

- 宝宝的中切牙和侧切牙都已经萌出后，可以更换摩擦力更大且有新奇花样的牙胶，因为此阶段的宝宝很容易被新鲜事物所吸引，而单一的牙胶容易让他失去兴趣。

- 当宝宝长出乳磨牙后，其口腔功能就有了进一步的发展，此时建议家长为宝宝准备全硅胶牙胶，既利于牙齿的保健，又能增强咀嚼能力。

由于牙胶直接与嘴接触，如果购买了劣质牙胶，会对宝宝的身体健康不利，因此不少家长担心它的安全问题。市场上的牙胶品种繁多，我们该如何挑选呢？在帮宝宝挑选牙胶的时候，要注意以下几个方面。

● 选择正规厂家生产的合格产品

正规厂家生产的牙胶，包装上都会标有经国家相关部门检测后的无毒无害安全标识，这样的产品更安全。

● 选用安全无毒的材质，大小要适中

牙胶一般都是用无毒无害的硅胶制成的，牙胶边缘比较平整，否则容易刺伤或者割伤宝宝，而且牙胶的大小要方便宝宝抓握，不宜太长、太宽。

● 产品无任何异味，颜色正常

有些劣质牙胶的颜色很鲜艳，可能是添加了某些化学用品，不建议购买。

● 一体成型设计，没有太多花哨零件

建议选择一体成型且没有太多花哨零件的牙胶，否则若零件脱落，很容易引发意外。

需要提醒各位家长，如果给孩子使用牙胶，那么一定要经常清洗，否则很容易滋生细菌，给身体带来伤害。此外，牙胶不适合沸水长时间蒸煮消毒，否则容易老化。每个宝宝的习惯不同，有些宝宝可能不太喜欢使用牙胶，这种情况下可以准备一些软硬适中的磨牙棒来代替牙胶。

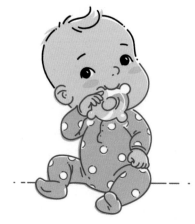

到底能不能用安抚奶嘴

安抚奶嘴对家长来说并不陌生，不管是在入睡前还是出门在外，在安抚奶嘴的帮助下，小宝宝总是乖乖的，不哭也不闹，因此安抚奶嘴也被很多家长认定为"哄娃神器"。但也有人认为，安抚奶嘴放入宝宝嘴里以后，宝宝不停吸吮容易引起咬合不良，也容易导致腹胀。如果宝宝长期吸吮安抚奶嘴，而奶嘴没有及时

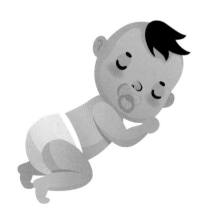

清洗的话，就容易造成污染，可能会导致宝宝感染。看到这里，很多家长心里就会产生疑问：安抚奶嘴到底能不能给宝宝用？

关于安抚奶嘴到底能不能给宝宝用的问题，众说纷纭，我们先来了解一下它的利与弊。

安抚奶嘴的好处

- 宝宝可以通过吸吮安抚奶嘴的动作刺激口腔的触觉，来得到满足和快乐。

- 当宝宝出现睡眠不安时，安抚奶嘴能让宝宝快速安静下来，特别是对于晚上哭闹的宝宝，能帮助其尽快入睡。

- 能训练吸吮及吞咽能力，特别是对低体重的早产儿，可帮助其完善口腔和肠胃蠕动功能。

- 6 个月以内的宝宝使用安抚奶嘴助眠，可提高神经系统的兴奋性，从而降低发生婴儿猝死综合征的风险。

- 心理学研究表明，安抚奶嘴还能有效安抚宝宝的情绪，提升其安全感。

安抚奶嘴的弊端

- 如果宝宝长时间吸吮安抚奶嘴，会产生一种依赖，还有可能影响母乳喂养。

- 孩子在吸吮安抚奶嘴的过程中，容易通过口将过多空气吸入胃肠道，有时可能会引起溢乳或者胃肠痉挛，还会出现腹胀。

- 经常使用安抚奶嘴，可能会增加罹患中耳炎的概率。

- 如果长时间吸吮安抚奶嘴，可能会导致牙列和面骨变形，上下牙咬合可能也会受影响，从而导致牙齿咬合不正，如上前牙前突、"地包天"等，这一点尤其对2岁以上孩子的影响较大。

综上所述，牙医专家建议：小宝宝在婴儿期适度、安全、清洁地使用安抚奶嘴是可行的；1岁以后，宝宝的乳牙已经萌出，此时应停止使用安抚奶嘴。安抚奶嘴的弊端在2岁以后表现得较为明显，如果2岁以上的宝宝还在使用安抚奶嘴，家长则应有意识地减少使用频率，并逐步戒除。有些家长可能会说，宝宝对安抚奶嘴的依赖性太强，如何戒掉？别急，这里为大家介绍几种方法，只要坚持下去，一定会有效。

戒掉安抚奶嘴的方法

- 对于年龄较小的宝宝来说，能起到安抚作用的并不只有奶嘴，家长可以试试安抚巾、轻柔的音乐、怀抱或者按摩等方法，帮助宝宝减少对安抚奶嘴的依赖。

- 对于年龄稍大一些的宝宝，可以利用有趣的亲子游戏、玩具等分散其注意力，让他的兴趣转移到对新奇事物的探索上，慢慢减少安抚奶嘴的使用频率。

- 如果宝宝需要含着安抚奶嘴才能入睡，家长可以试着通过给宝宝讲故事的方式哄睡，或者等宝宝睡熟后再将奶嘴拿走。

此外，在使用安抚奶嘴的过程中，还有两点要特别提醒各位家长：一是使用安抚奶嘴时一定要确保奶嘴卫生，避免将细菌带入宝宝的口腔中；二是不要将安抚奶嘴挂在宝宝的脖子上，这样不仅会影响宝宝活动，还容易引发意外。

宝宝萌牙期不需要额外补充钙剂

有些家长看到孩子已经到了长牙的年龄，却迟迟不见乳牙萌出，十分焦虑；还有些家长看到孩子牙齿萌出间隔的时间较长，也十分担心，认为孩子可能缺钙。其实，牙齿萌出生长缓慢并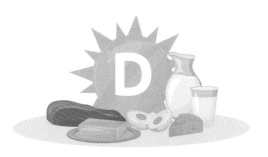不一定就是缺钙，前面我们有提到，当宝宝还在妈妈肚子里的时候，乳牙已经生长、发育、钙化，在出生后1年内牙冠也基本发育完成。只要妈妈在孕期做到营养均衡，没有出现缺钙、高血糖、高血压等问题，宝宝的乳牙生长基本上不会有大问题。而且宝宝长牙的速度受多种因素影响，只要孩子总体生长发育正常，不缺钙，就没有必要为了长牙而补充钙剂。如果出牙晚的孩子同时表现出头发稀少、出汗多、爱哭闹等，建议到医院进行微量元素检测，一旦检测结果显示缺钙，则应在医生的指导下补充钙制剂和维生素D。

萌牙期宝宝饮食注意事项

宝宝开始长牙了，说明他的咀嚼能力又增强了一些，身体所需的营养也更多了。为了让宝宝长出一口好牙，除了做到日常饮食营养均衡外，还需要多补充萌牙期间所需要的重点营养元素。因此，从宝宝开始长第一颗牙开始，就要多注意饮食安排了，可以多补充下面这些营养元素。

补充矿物质

宝宝牙齿的生长需要矿物质来参与。牙齿、牙槽骨及颌骨的主要成分是钙和磷，足够的钙、磷是形成牙齿的基础。食物中钙的最佳来源是乳类及乳制品，配方奶和母乳中不但钙含量丰富，而且吸收率高，是宝宝最理想的补钙食品。此外，粗粮、豆类、肉、鱼、奶、蔬菜等食物中也含有较多的钙、磷等元素，有助于牙齿钙化。不仅如此，为了促进钙的吸收，还可以多带宝宝去户外晒太阳。

补充蛋白质

蛋白质是细胞的主要结构成分，如果蛋白质摄入不足，会造成牙齿排列不齐、牙齿萌出晚以及牙周组织病变等现象，而且容易导致龋齿的发生，所以适当地补充蛋白质就显得尤为重要。各种动物性食物及奶制品中所含的蛋白质都属于优质蛋白质，植物性蛋白质中，以豆类所含的蛋白质居多。食物中所含的蛋白质对牙齿的形成、发育、钙化、萌出等都起着重要的作用。

补充维生素

维生素的作用不可小觑。维生素A能维持全身上皮细胞的完整性，少了它就可能使上皮细胞过度角化，导致宝宝出牙迟缓。缺乏维生素C可造成牙齿发育不良、牙骨萎缩、牙龈水肿出血等症状。维生素D可以促进身体内钙、磷的吸收，还能促使钙磷在牙胚上沉积钙化。可见，充足的维生素对牙齿的发育极为重要。奶类、鱼类、蛋黄、动物肝脏、胡萝卜等食物中均富含维生素A和维生素D，维生素C广泛存在于各种新鲜的蔬菜和水果中，而且，其中的膳食纤维还有按摩牙龈和清洁牙齿的作用。

补充钙和磷

虽然前文提到萌牙期孩子如果不缺钙，就没有必要特意补充钙剂，但钙是牙齿和骨骼发育不可或缺的营养素，家长要保证这一时期含钙食物的充足补给。萌牙期的宝宝可以多摄入豆制品、奶类、肉蛋类等富含钙质的食物，这样宝宝的牙齿才会更坚固。

磷可以促进骨骼发育，还能保证牙齿正常生长，是牙齿的主要成分之一，也是保持牙齿坚固不可缺少的营养素，磷和钙一同构筑了牙齿的保护层——牙釉质。海产品、豆类、肉类、谷类以及蔬菜、水果中均含有磷元素，在添加辅食时，家长应注意食物的多样化，多为孩子补充钙元素和磷元素。

适量补充氟

适量的氟可以增加乳牙的坚硬度，使其不易受腐蚀，且不易发生龋齿。海鱼食品中含有丰富的氟元素，可以给宝宝适量补充。

此外，随着牙齿的发育，需要摄入的食物种类和形态也会有所不同，家长要注意及时做出调整。

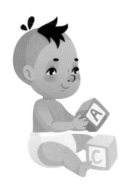

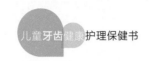

宝宝乳牙**护理攻略**

宝宝的乳牙虽小，但很重要，健康的乳牙对宝宝的消化吸收、语言发育、颌面部发育、恒牙的生长发育等方面都起到积极的作用。乳牙如此重要，而宝宝年龄又小，还没有保护牙齿的意识，作为家长，我们该怎么帮助宝宝护理好乳牙呢？

乳牙期的口腔护理

与成人相比，宝宝抵抗病菌的能力较差，口腔清洁力度不强，为了降低乳牙龋坏的风险，让乳牙一直陪伴孩子到换牙期，做好口腔护理显得尤其重要。那么，该怎样进行乳牙期的口腔护理呢？

一定要坚持刷牙

当宝宝的第一颗乳牙萌出时，家长就要开始帮宝宝刷牙了。而且对于已经萌出乳牙的孩子来说，只靠清水清洁口腔的力度是不够的，家长可以根据实际情况，购买合适的牙膏，让宝宝在刷牙时使用。如果担心宝宝误食牙膏，可以购买婴幼儿专用款，同时也要注意牙膏的用量，不宜过多，每次使用米粒大小即可。刷牙次数至少要保证每日2次，可以安排在早饭后和晚上临睡前，刷牙之后就不要再让宝宝吃东西了。如果是已经出现龋齿的宝宝，可以三餐之后都刷牙。

可以借助牙线

当宝宝长出两颗牙齿后，就可以开始使用牙线了。牙线可以刮擦牙齿表面堆积的食物残渣、奶渍等残留物，还可以让宝宝从小就养成良好的口腔卫生习惯。习惯成自然，一旦养成习惯，宝宝就会主动要求清洁牙齿，家长就不用为宝宝不愿意刷牙、不肯使用牙线而苦恼了。

减少夜奶次数

众所周知，夜奶会影响妈妈和宝宝的睡眠，可很多家长可能并不知道，宝宝夜间吃奶对牙齿也十分不利。

对于宝宝来说，母乳或配方奶是最理想的食物，营养物质的含量和比例不仅能满足生长发育所需，同时易于消化吸收，但也是这些营养物质为细菌的繁殖提供了丰富的养料。当宝宝的乳牙萌出后，如果仍然习惯含着乳头睡觉，或者夜间频繁喂奶，龋齿的发生概率会提高很多。有些新手爸妈可能会心存疑问：白天也会给宝宝频繁喂奶，为什么晚上吃奶就会导致龋齿呢？

这是因为白天宝宝会咿咿呀呀说个不停，口腔在不断地运动，通过口腔运动可以摩擦牙齿表面，起到清洁作用。而夜间宝宝睡着了，口腔处于静止状态，且夜间口腔的唾液分泌也会减少，对牙齿表面的清洁作用大大降低。如果宝宝在夜间喝奶，奶水中的营养物质会聚集在牙齿表面，牙齿表面附着的细菌就会利用这些营养大量繁殖，并分解代谢出酸。这些酸会腐蚀牙齿，从而形成龋齿。

还有些家长可能会问：母乳中含有免疫因子，喝母乳的宝宝也不能吃夜奶吗？与配方奶相比，母乳中确实含有不少免疫因子，因此母乳喂养的宝宝发生龋齿的概率要低，但这并不是说母乳喂养的宝宝就不会发生龋齿。有关研究表明，

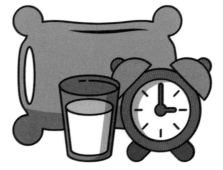

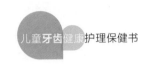

如果宝宝到了1岁半以后仍频繁吃夜奶，宝宝患龋齿的概率会增加。

因此，在宝宝萌出乳牙后，家长就要逐渐减少夜奶次数，最好能在1岁左右时让宝宝一觉睡到天亮。此外，年龄大一点的宝宝如果经常喝夜奶，容易造成夜间睡眠不连续，对宝宝的生长发育也非常不利。

婴幼儿要当心"奶瓶龋"

有不少宝宝一两岁就有了龋齿，但是家长并没有给宝宝吃糖，这是为什么呢？其实，此年龄段的宝宝有龋齿多和"奶"有关，如果喂养方式不当，又不注意保持口腔清洁，很容易导致"奶瓶龋"的发生。

"奶瓶龋"是婴幼儿睡眠时不断吸吮奶瓶或母乳造成的龋齿，常见的是上排门牙靠近嘴唇面、牙齿与牙齿相邻面出现大面积黑色龋坏斑块，严重时龋坏部位还会脱落。奶瓶龋多发生于2~3岁的宝宝。

宝宝吸吮奶嘴时，牛奶容易直接附着在牙齿表面。很多宝宝还喜欢喝着奶入睡，入睡后唾液分泌量减少，使得附着在牙齿上面的奶渍、糖分难以去除，口腔中的致龋菌得以大量繁殖。久而久之，牙齿就会脱钙、牙冠剥脱，进而形成黑色的残根或牙渣，从而引发"奶瓶龋"。

家长千万不要小看"奶瓶龋"，严重的可能会引起牙神经发炎，导致宝宝哭闹不安、烦躁、无法安睡。"奶瓶龋"还会影响宝宝的咀嚼功能，牙齿不好了，进食也变得困难了，这样很不利于营养物质的吸收。严重时，还可能影响宝宝口腔颌面部的生长发育。

既然"奶瓶龋"的影响这么大，那么怎么做才能保护宝宝不患"奶瓶龋"呢？其实"奶瓶龋"主要是由不良的喂养习惯和不注意口腔卫生所导致的，只要我们注意这两点，基本上就可以远离"奶瓶龋"。

避免过度使用奶瓶	奶瓶、奶嘴有时确实能给哭闹的宝宝一些安抚，但绝不可过度依赖。长时间使用奶瓶、奶嘴，不仅会出现"奶瓶龋"，还会影响孩子的语言和口腔发育，或造成开合、龅牙等牙齿畸形。有些家长常在奶瓶里装各种含糖的水或果汁，这种做法更不可取。因此，家长要注意合理控制宝宝吃奶的时间，15~20分钟为宜，减少牙齿被奶液浸泡的时间，更不能让宝宝养成含着奶瓶入睡的习惯。对于配方奶的选择，要留意其中糖分的含量，尽量选择含糖量较少、口味清淡的奶粉。另外，不要在辅食中加入过多的糖。
控制夜奶次数	对于夜奶的危害，前面有提到，当宝宝萌出第一颗乳牙后，夜奶的次数就要有所控制，不能再像之前那样频繁，建议在1岁左右时完全戒掉夜奶。
及时漱口和刷牙	宝宝喝完奶或含糖的果汁后，一定要用温开水给宝宝漱口，或者喝些温水以冲淡口中的糖分。晚上喝完奶后，家长还要帮宝宝清洁口腔，可以用干净的湿纱布擦拭牙床，以减少口腔中残留的奶水。对于已经萌出乳牙的宝宝，则要在早饭后和晚上临睡前帮其刷牙。

揭秘宝宝乳牙发黑的三大原因

宝宝刚萌出来的牙齿都是白白的，平时也非常注意宝宝的口腔卫生，可是细心的妈妈会发现，不知道什么时候白白的乳牙出现了一个个小黑点，而且这些小黑点变得越来越多，是不是有龋齿了呀？

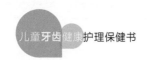

其实，宝宝的乳牙发黑有多种可能，我们具体来了解一下。

● 色素沉着

有些宝宝吃了颜色
比较深的食物，如黑巧
克力、海苔、中药等，
没有及时清洁牙齿，牙
齿表面就容易形成黑色
的沉淀，导致乳牙颜色
变黑。还有些宝宝的乳
牙表面不是很光滑，因
此在清洁的时候就不容
易清理干净，从而导致色素沉积在牙齿表面；又或者牙齿表面有一些细小的
凹陷，这样的牙齿也是容易沉积色素的，如果不仔细清洁的话，就容易让牙
齿表面出现小黑点。

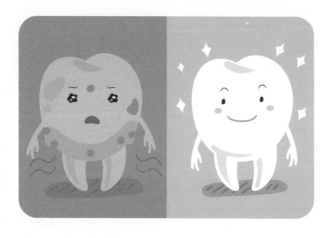

如果只是色素沉着导致乳牙变黑，家长不用太担心，只需要认真仔细地
帮宝宝刷牙就能清除。如果宝宝的牙齿出现了大面积的色素沉着，无法清除
干净，影响美观，则可以请牙医帮忙。不过宝宝只要出现过一次色素牙，就
很容易再次形成色素堆积，即使以后换恒牙，也可能会受到影响。因此，家
长一定要重视，做好宝宝的口腔清洁工作，预防形成色素牙。

● 龋齿

宝宝的乳牙变黑，还有可能是有了龋齿，也就是龋齿，龋齿的形成与
牙菌斑密切相关。我们的口腔内存在某些细菌，这些细菌容易驻扎在牙齿表
面，它们有产酸耐酸的特点，这就是致龋菌。致龋菌在牙齿表面形成一层
膜，也就是牙菌斑。牙菌斑附着在牙表面或者牙颈部，上面的细菌利用食物
残渣分解以后产生酸性物质，酸性物质作用于牙齿硬组织，使牙釉质脱矿、

有机质塌陷，最终产生龋洞。进食色素较深的食物可沉积到龋洞内，混合细胞产物、细菌分解产物、有机质分解物等物质，最终导致龋齿变成黑色。

如果家长发现宝宝的牙齿上有黑点或黑斑块，可以在宝宝睡着的时候用牙签轻轻地在黑点或黑斑块上划动：如果牙齿表面比较光滑，牙签能顺畅划动，说明黑点或黑斑块不是龋齿；如果牙齿表面坑坑洼洼，牙签不能顺畅划动，很可能就是龋齿。当然，宝宝牙齿上长的黑点或黑斑块究竟是不是龋齿，需要请专业的牙医来判断。龋齿的发生是不可逆的，一旦确定为龋齿，就要及时治疗。如果对其置之不理，龋齿会变得越来越严重，容易诱发牙髓炎和牙龈炎等，还会影响恒牙的生长发育，对孩子的语言发展、面部美观都会产生不好的影响。

● 乳牙受到外伤

如果小小的乳牙受到外伤的冲击，也可能会变黑。宝宝年纪尚小，正是学走路、跑步的时候，而且小朋友喜欢追逐打闹，免不了磕磕碰碰。当乳牙受到比较严重的外伤时，当时看上去好像并没有发生折断或裂缝，在早期阶段牙齿也不会变黑，但在外伤发生较长时间后，就很容易出现牙齿变黑。变黑的原因主要是牙齿受到震荡，牙髓组织会发生一过性充血，病情进一步发展，慢慢就会导致牙髓坏死或者牙髓变性，从而造成牙髓内的红细胞破裂、血红蛋白溶解，血红素就容易弥散，被牙体组织所吸收，最终导致牙齿变色、发黑。因此，如果孩子的牙齿受了比较严重的外伤，家长千万不要以为看起来没有坏就放任不管，如果没有得到及时治疗，不但整颗牙齿可能无法修复，还有可能影响到恒牙胚。

总的来说，孩子的牙齿发黑不管是由哪种原因造成的，都建议家长带孩子去医院检查，确定原因。如果是由龋齿或受到外伤造成牙齿变黑，则应尽早治疗。

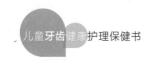

及时纠正孩子的口腔不良习惯

经常会有家长委屈地跟医生说："我家孩子不就是吸个手指嘛，怎么就变成了"地包天"呢？"有时候，虽然只是一个小小的动作，却能带来极大的影响。像吮吸手指、吐舌头等行为都是非常常见的，而且这些行为在孩子身上最初只是吮吸反射的表现，这些暂时性的习惯不会对孩子产生太大的影响，但如果长期如此，很可能会引起口腔异常以及咬合的变化。

● 吮指

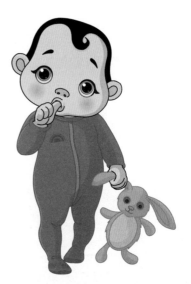

吮指就是我们平时所说的吃手，可以说每个小朋友都有过吃手的经历，孩子吃手其实是一种正常现象。因为宝宝一来到这个美妙的世界，就喜欢用嘴或舌头来探索世界、感知世界，心理学上称这一时期为"口欲期"。在这个时期，只要是宝宝能抓到的东西，都喜欢用嘴来啃一啃或咬一咬，以获得心理上的满足感。口欲期是正常生理发育的表现，宝宝通过吮和啃等动作来满足他对外界的探索欲，这也是孩子智力发育正常的信号，家长无须对这种行为进行强行干预，只需注意卫生，定期给宝宝的玩具消毒，以避免其吃到不干净的东西而造成肠胃功能紊乱。但是，如果宝宝到了2岁还会吮指，这就变成一种不良习惯了，可能会影响宝宝下颌的发育，导致面部骨骼和牙齿排列发生变化，从而造成上颌前突、牙齿排列不齐等问题。因此，如果孩子到了2岁还是喜欢吮指，建议家长及时帮孩子纠正，告诉孩子吮指可能会带来的不良后果，多带孩子进行户外活动，多接触大自然，这样有利于孩子转移注意力而不再吮指。

● 吐舌

宝宝的吐舌行为又被称为婴儿式吞咽，它能帮助宝宝顺利吞咽乳汁，但这个行为在宝宝出生6个月以后就会基本消失。如果孩子长期保留此种习惯，频繁地吐舌或一直将舌头放在上、下颌牙齿之间，时间长了就会导致上、下颌中切牙咬合不上，最终导致牙齿向外凸出，影响面部美观。因此，家长应帮助孩子改掉吐舌这一不良习惯。

● 咬嘴唇

孩子经常咬嘴唇也会导致牙齿排列不齐、错颌畸形等问题。经常咬下唇，会使上、下门牙受到压迫，这种异常压力会推动上门牙向前倾斜，压迫下门牙向后移动，造成上门牙过度前龅。上、下门牙前后距离过大也会导致上嘴唇被前龅的上牙支得向外翻，继而变厚，与下嘴唇难以闭合，从而形成"龅牙"。

经常咬上唇所造成的不良影响与上述情况相反，会造成上门牙内陷，排列拥挤，下门牙稀疏及下颌骨前突，严重者甚至形成门牙反颌，导致整个面部显得凹陷。

家长一旦发现孩子有咬嘴唇的习惯，应及时帮助孩子纠正。如果孩子已经因咬嘴唇而出现牙齿排列不齐、错颌畸形等问题，应及时到专业的口腔医院检查，及早治疗。

● 偏侧咀嚼

正常情况下，我们使用两侧牙齿交替咀嚼食物，但有很多人习惯用一侧牙齿咀嚼食物，这种情况在医学上称为偏侧咀嚼。

孩子形成偏侧咀嚼的习惯，可能是由于另一侧牙齿存在某些问题，导致孩子更愿意用健侧牙齿来咀嚼食物。例如，磨牙已经龋坏，进餐时食物经常嵌入；牙齿错位、咬合不良等问题影响了该侧牙列正常咀嚼。

左、右侧牙齿都能正常咀嚼，才能保证两侧牙弓及颌骨正常发育，如果

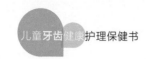

有一侧牙齿疼痛或龋坏而不能正常咀嚼，就会导致经常使用的那一侧牙齿的同侧脸颊越来越大，长此以往就会形成面部不对称。而且，不经常使用的一侧牙齿，也会因为没有咀嚼食物而缺少食物摩擦，失去食物对牙齿的清洁作用，使牙垢、牙石堆积，继而发生龋齿或牙周疾病。

● 张口呼吸

常常张口呼吸是一种口腔不良习惯，可能是由某些疾病引起的，如鼻炎、鼻窦炎、扁桃体肥大等。长期张口呼吸会影响孩子颌面部的正常发育，导致嘴唇肥厚、上唇上翻、牙列拥挤、牙齿排列不齐、上前牙前突等畸形，影响面部美观。

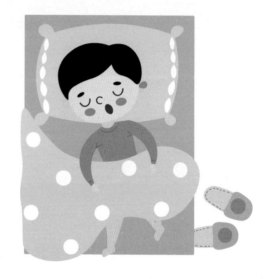

儿童时期是颌面部生长发育的关键时期，对于张口呼吸等口腔不良习惯，家长应尽早帮助孩子纠正，否则可能会给孩子的面部发育和牙齿发育带来严重后果。

从第一颗牙齿萌出后就要定期看牙医

在我国，很多家长不太注重孩子的口腔保健问题，认为孩子的牙齿只要不疼，不影响吃东西，即使有牙病也没什么大不了。这种做法是不可取的。牙病往往是缓慢发展的，最初并无明显的缺损或牙痛症状，尤其是儿童牙病往往没有症状，只有通过专业检查才能发现。一旦牙齿开始疼痛，就说明问题已经很严重了。

定期检查口腔就像定期检查身体一样，只有及早发现问题，才能及时处理、及早治疗。之所以提倡早发现、早治疗，主要有以下几点原因：

可及时了解牙齿发育情况

乳牙过早脱落或过迟脱落，都有可能导致牙齿畸形。营养不良、内分泌紊乱等症状也会在牙齿上表现出来，导致乳牙萌出异常。而且，口腔疾病具有一定的潜伏性，大部分家长不具有口腔专业知识，无法辨识早期的牙病，等孩子的牙齿出现疼痛才去看牙医，为时已晚。定期带孩子去看牙齿，可以及时了解牙齿发育情况，一旦发现异常，能及时进行治疗。

有利于及时纠正不良口腔习惯

前文提到的吮指、偏侧咀嚼、张口呼吸等都属于不良口腔习惯，会直接导致牙齿畸形。定期带孩子做口腔检查，能够及时发现这些问题并进行纠正。

有利于监测和控制牙齿病变情况

对于牙齿已经坏了的孩子，牙齿继续变坏的可能性非常大。定期带孩子去看牙齿，有利于监测和控制牙齿病变情况，防止情况进一步恶化。

让孩子不再惧怕看牙医

大部分孩子害怕看牙医，躺在检查椅上做治疗的时候会非常紧张，对治疗牙齿的工具很畏惧。孩子之所以惧怕看牙医，有部分原因是他们很少进口腔科室，跟牙医接触得比较少。如果家长定期带孩子做口腔检查，孩子多接触口腔科，经常和牙医交流，有利于培养孩子对牙医的信任感，也就不会抵触看牙了。

那么，多久带孩子检查一次牙齿比较好呢？

根据《中国居民口腔健康指南》的建议，家长应在婴幼儿第一颗牙齿萌出后的6个月内，就带其去医院检查牙齿，请牙医判断孩子牙齿萌出情况，并

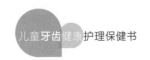

评估其患龋齿的风险，提供有针对性的口腔卫生指导，如果发现龋齿等口腔疾病，应及早治疗。此后每6个月检查一次牙齿。

此外，3~6岁是儿童患龋齿的高峰期，该阶段牙弓开始发生变化，出现牙间隙，为换牙做准备。但此时易造成食物嵌塞，引发邻面龋。龋齿早期治疗时间短、痛苦小、效果好、花费少，所以提倡学龄前儿童每6个月做一次口腔检查。

黏、甜食物容易致龋，孩子要少吃

在我国，每10个孩子里，大概就有7个孩子有龋齿，平均每名乳牙期儿童口腔内龋坏的牙齿数大于4颗，儿童恒牙龋齿患病水平呈明显的上升趋势。由此可见，孩子的牙齿健康情况普遍很差。

我们都知道，糖类与龋齿的发病关系密切，可以说，吃糖越多，出现龋齿的概率就越大。因为龋齿是口腔细菌代谢产酸损伤牙齿所致，吃多了糖且未及时清洁口腔，糖分残留在口腔中，就让细菌有了一个繁殖的绝佳环境，这样代谢产酸量自然就会上升，增加龋齿发生的概率。因此，少吃糖，准确地讲是，减少吃糖的次数，确实能够减少龋齿的发生。那么在日常饮食中，除了糖，还有哪些食物容易致龋呢？

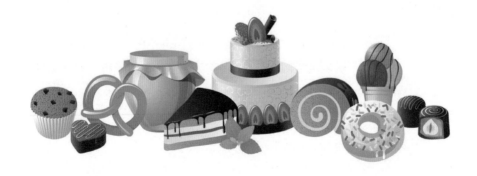

● 黏、甜食物易致龋

易致龋的食物通常比较黏或甜，吃的时候容易粘在牙齿表面，不易清洁，如糖分较高的糖果、饼干、蛋糕等零食。家长千万不要让孩子过多地食用这类食物，并且最好能够在进食后及时刷牙，不方便的话也务必要漱口，清理口腔，冲洗和清洁牙齿表面，减少糖分在牙面的停留时间。

母乳、奶粉和牛奶是宝宝重要的营养来源，但是家长要格外注意这些奶类食物对牙齿的影响。前面有提到夜奶的危害性，此处再次加以强调，夜奶致龋率是极高的，需要家长格外关注。宝宝最好能在6个月到1岁期间完全戒除夜奶和奶睡的习惯，这样可以避免牙齿被长时间浸泡在奶水里，从而减少龋齿的发生。

除此之外，我们平时吃的主食，如米饭、面条等也需要多加注意。它们虽然不像蛋糕、饼干那样甜腻，但它们在被消化分解的过程中也会产生糖分，成为细菌能量代谢的来源。因此，建议每日三餐后及时清洁口腔，可以通过漱口或刷牙等方式来缩短食物残渣在牙齿表面的停留时间，减少细菌的能量补充，降低龋齿的发生概率。

● 低糖分、粗纤维食物对预防龋齿有帮助

很多粗纤维食物，如芹菜、白菜、胡萝卜、黄瓜、蘑菇等，它们不易黏滞在牙齿表面上，在其分解过程中不产生糖分，或者产生较少的糖分。在咀嚼这些食物的过程中不仅可以清洁牙齿表面、牙齿内壁、舌苔等，还可以按摩牙龈，锻炼口腔肌肉，同时可以增加唾液的分泌量，能有效清洁牙齿，对预防龋齿有一定的帮助。

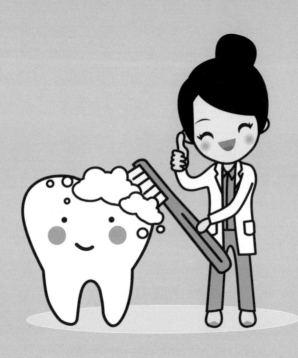

第 3 章

精心呵护，
让孩子换出一口好牙

　　大部分孩子的乳牙会在6岁左右相继脱落，受用一生的恒牙逐渐萌出。若想让孩子换出一口好牙，少不了家长的精心呵护，本章就让我们一起来学习如何让孩子换出一口好牙。

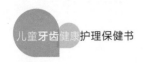

换牙小常识

孩子的牙齿好像开始松动了，终于要换牙啦！孩子很兴奋，家长也特别高兴，可是为什么大门牙这么大？为什么牙齿边缘像锯齿一样不整齐？为什么会有那么宽的牙齿缝？接下来让我们一起来了解一下换牙的小常识吧！

乳牙与恒牙的区别

大部分孩子到了6岁左右开始换牙，这时陪伴自己多年的乳牙会陆续被恒牙替换。在前文中我们详细介绍了乳牙的相关知识，那么恒牙和乳牙有哪些区别呢？

首先，恒牙和乳牙在萌出时间上有区别。乳牙一般是在孩子6个月左右开始萌出，一直到2岁半左右完成20颗乳牙的萌出；恒牙一般是在孩子6岁左右开始萌出，一般在12岁左右时会萌出28颗恒牙；最后萌出的是智齿，一般在17～25岁完成萌出。

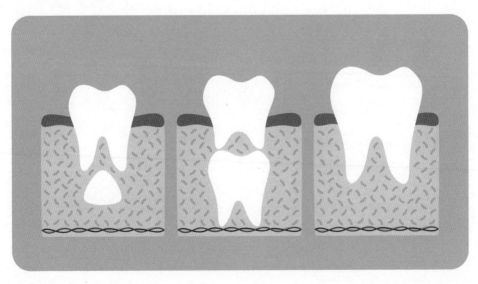

　　其次，恒牙与乳牙在大小、颜色、数量、结构、硬度及形态等方面也有一定的区别。一般来说，乳牙小一点，恒牙大一点。乳牙一般为乳白色，不透明；恒牙为淡黄色，有一定的透明度。这是因为恒牙的钙化程度比乳牙高，牙釉质的透色作用比乳牙好，而牙本质的颜色偏黄，在牙釉质的"透明"状态下，偏黄色牙本质透出来，牙齿就会显得偏黄。相应地，乳牙钙化程度低，牙釉质就好像一块"磨砂"玻璃，透不出黄色，看起来就比较白。

　　在数量上，乳牙的数量大约是20颗，恒牙的数量为28～32颗，随着人类的进化，28颗恒牙是相对稳定的牙齿数量，很多人还有1～4颗智齿，因此人类恒牙的数量是28～32颗。

　　在结构发育方面，乳牙的钙化程度相对较低，牙体的硬组织也相对较薄。因此，一旦出现龋齿，其进展相对较快。恒牙钙化程度比乳牙高，其硬度大于乳牙的硬度。

　　在形态上，乳牙和恒牙也存在区别。乳牙有三种形态，即用来切断食物的切牙、用来撕裂食物的尖牙和用来碾磨食物的磨牙。而恒牙除有切牙、尖牙和磨牙外，还有一种不同于乳牙形态的牙齿，叫"前磨牙"。恒切牙替换乳切牙萌出，恒尖牙替换乳尖牙萌出，而替换乳磨牙的就是前磨牙，它因为是后方的第一磨牙（六龄齿）而得此名。

　　乳牙是要替换的，恒牙从6岁左右开始陆续萌出，是要伴随孩子一辈子的，如果一些原因导致恒牙损坏、缺失等，那也只能进行修复，因此我们要保护好恒牙。

乳牙与恒牙替换的时间和顺序

　　大多数孩子的乳牙在6岁左右开始脱落，替换乳牙的恒牙会陆续萌出，然后乳牙会被恒牙替换，少数孩子的乳牙更换时间稍晚。恒牙萌出的顺序与乳牙类似，基本遵循"中间向两边，一二四三五，左右相对称，先下再上数"的规律。

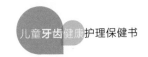

一般来说，最早开始松动的牙齿是下颌乳中切牙，即下排牙正中的两颗门牙。下颌乳中切牙在孩子6～8岁时开始脱落，随后恒牙下颌中切牙萌出。与此同时，上颌乳中切牙也会相继松动，并被上颌恒中切牙所取代。第一恒磨牙（六龄齿）通常在孩子6岁左右，在乳磨牙的后方直接萌出，不替换任何乳牙。接着，乳牙侧切牙脱落，恒牙侧切牙萌出。前牙换完后，后面的乳磨牙也开始陆续松动脱落，前磨牙开始萌出。10～12岁时，下颌第一乳磨牙脱落、下颌第一前磨牙长出，上颌第一乳磨牙脱落、上颌第一前磨牙长出，下颌第二乳磨牙脱落、下颌第二前磨牙长出，上颌第二乳磨牙脱落、上颌第二前磨牙长出。10～12岁时乳尖牙开始脱落，恒尖牙长出。自此，28颗恒牙全部萌出完毕。整个换牙阶段大概从6岁开始，12～13岁结束。第三磨牙通常在17～25岁萌出，因个体差异，有的人可能长出2～4颗第三磨牙，也有的人先天缺少第三磨牙。

恒牙萌出时间一览表

牙齿名称		萌出时间（年龄）	牙齿名称		萌出时间（年龄）
上排牙齿	中切牙	6～8岁	下排牙齿	中切牙	6～8岁
	侧切牙	8～9岁		侧切牙	8～9岁
	尖牙	10～12岁		尖牙	10～12岁
	第一前磨牙	10～11岁		第一前磨牙	10～12岁
	第二前磨牙	10～12岁		第二前磨牙	10～12岁
	第一磨牙	6～7岁		第一磨牙	6～7岁
	第二磨牙	12～13岁		第二磨牙	12～13岁
	第三磨牙	17～25岁		第三磨牙	17～25岁

和乳牙一样，恒牙的萌出也受到许多因素的影响，如遗传、种族、性别、营养、地区差异等，但只要整体生长趋势符合规律，个别牙齿的萌出顺序略有差异也是正常的。

换牙不宜太早，也不宜太晚

在正常情况下，每一颗乳牙牙根下方都有对应的恒牙胚，随着孩子的生长发育，恒牙胚会慢慢发育且逐渐萌出。大多数孩子的乳牙在6岁左右时开始脱落，恒牙慢慢萌出，这一过程会持续到12岁左右。当然，每个孩子存在个体差异，会有一些特殊情况出现，且孩子换牙的早晚与乳牙萌出的时间有关，很多时候如果孩子的乳牙萌出较早，那么换牙也会比较早，只要在正常范围内就没问题。在正常情况下，当第一颗恒牙长出后，半年到一年时间内会长出第二颗，之后恒牙会一颗接着一颗地长出。如果孩子换牙时间太早或太晚，家长需要特别留意，一旦发现异常，应及时检查并治疗。

如果孩子在4岁前乳牙就开始脱落，家长需要提高警惕，这往往是口腔疾病的征兆，或者身体出现问题的信号，孩子有可能患有牙周疾病，或者患有新陈代谢紊乱等疾病。家长一旦发现孩子换牙时间过早，应及时带孩子去医院做检查，以查明原因，及时接受治疗，从而保证剩余的乳牙不会过早脱落。

如果孩子7岁以后还没有一颗乳牙脱落，家长也应该带孩子去检查。可能是之前的某些原因，造成牙胚受损，影响了乳牙的脱落和恒牙的萌出；又或者日常饮食过于精细，乳牙没有得到足够刺激，因此造成乳牙不能正常脱落、恒牙不能正常长出的情况。通常情况下，医生会为孩子做具体检查，找出乳牙不能正常脱落的原因，并根据具体原因采取相应治疗，从而帮助孩子顺利换牙。

换牙期是决定孩子能否拥有一口好牙齿的关键时期，换牙时间过早或过晚都有可能导致孩子的牙齿咬合功能出现障碍，进而影响恒牙及颌面部位的正常发育。各位家长千万不能大意，要经常观察孩子牙齿的状况，建议定期带孩子看牙科医生，一旦发现异常，要及时就医不要抱有"没什么大碍"的侥幸心态，这样可能会影响孩子的一生。

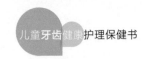

"双排牙"的困扰

"双排牙"在医学上被称为乳牙滞留，是指在乳牙还没有脱落的情况下，内侧已经长出恒牙，看上去好像有两排牙齿。在正常情况下，牙齿的替换过程是恒牙开始从颌骨内向牙龈方向移动，压迫乳牙牙根，使乳牙牙根逐渐吸收至全部消失，没有牙根的乳牙会自行脱落，之后恒牙便萌出来了。如果恒牙萌出后，对应乳牙的牙根不能彻底吸收，乳牙还没有脱落，则会出现乳牙滞留。结果常导致恒牙萌出偏离正常位置，在乳牙的内侧萌出，形成"双排牙"。在这个过程中，如果恒牙萌出后，对应的乳牙还不脱落，且不怎么松动，通常需要拔除，给萌出的恒牙腾出足够的空间，只有这样新长出的恒牙才能逐渐向原来乳牙的方向移动，回归到正常位置。因此，一旦出现乳牙滞留的现象，应尽快带孩子看牙医，根据医生的建议进行治疗。

看到这里，有些家长可能会问，有没有什么办法能够预防"双排牙"，让孩子少遭罪呢？

要预防"双排牙"，我们首先要知道造成"双排牙"的原因，即乳牙的牙根不能彻底吸收，恒牙萌出时乳牙不能自行脱落，而造成乳牙牙根不能彻底吸收的原因可分为先天因素和后天因素。

先天因素多是孩子颌骨相对狭小，乳牙之间没有缝隙甚至拥挤不齐，由于恒牙比乳牙大，恒牙胚在狭小的颌骨排列不下，没有位于要替换的乳牙下方，常偏舌侧，会造成乳牙牙根不能彻底吸收，乳牙不能自然脱落。先天因素造成的"双排牙"很难预防，只能在发现后尽快带孩子到医院就诊，由医生给出治疗方案。

后天因素主要是孩子的饮食结构过于精细，缺乏足够的咀嚼刺激，甚至在乳牙松动时不敢碰这颗牙，造成乳牙牙根不能及时吸收，从而造成"双排牙"。这种后天因素造成的"双排牙"是可以预防的，家长需多注意饮食习惯。例如，不要将食物炖得过烂，不要把水果切成小块，而是让孩子直接咀嚼进食，多鼓励孩子使用牙齿进食坚果等较硬的食物，这样做可以促进乳牙牙根的吸收，促成其自然脱落。

换牙时可能遭遇的几种特殊情况

换牙期乳牙陆续脱落，新牙逐渐萌出，孩子的牙齿在不断发生变化，这时孩子可能会遭遇多种乳牙期未曾出现的状况，甚至会让孩子觉得自己的牙齿丑丑的。遇到这些情况不要慌，家长应帮其正确应对。

● 新牙显得特别大

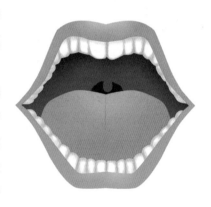

有些孩子新长出的牙齿看上去特别大、特别突出，尤其是门牙，看着很不顺眼。之所以会觉得新牙特别大，是因为新换的恒牙体积大，而孩子面部的骨骼还没有发育完全，出现了恒切牙与面部不协调的现象。随着孩子年龄的增长，面部颌骨也逐渐发育，而牙齿体积不会增大，两者会慢慢趋于协调，牙齿就不会显得大且突兀了。因此，新换的门牙大只是发育过程中一种暂时的不协调，家长不必担心会影响美观，也不必治疗。稚气的小脸上露出新换的"大板牙"，往往会显得格外的活泼可爱呢。

● 新门牙呈外"八"字

新门牙长出来以后，除显得特别大外，还会向外展，像个"外八"字。有些家长担心孩子长大后门牙仍然呈"外八"字，影响美观，于是向牙医咨询要不要矫正。新换的门牙之所以呈"外八"字，是由于新门牙已经萌出，而侧边未萌出牙齿的牙胚位于新门牙的牙根旁边，对新门牙的牙根产生压迫，导致新门牙的牙冠向侧边倾斜，呈现"外八"字。不过这只是暂时的，

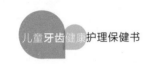

随着侧边牙齿的萌出，这种情况多数会自然消失，因此家长不必过于担心。

当然，我们要告诉孩子，在换牙的时候尽量不要舔正在萌出的牙齿。如果孩子长期舔上前牙，则会引起上前牙向前倾斜，导致前牙深覆盖；如果孩子长期舔下前牙，则会引起下前牙前突，导致"地包天"；如果同时舔上、下前牙，则会引起上、下前牙前突，或导致双颌前突。牙齿畸形不但影响孩子的容貌，而且对其语言发育、心理发育等都会有影响。

● 恒牙门牙之间有缝隙

在乳牙与恒牙的替换阶段，可能会出现暂时性的错颌畸形，较为常见的是门牙之间有缝隙。这种一般为生理性缝隙，其形成原因是门牙萌出时，旁边还未萌出的

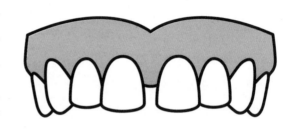

侧切牙和尖牙的牙胚压迫门牙，导致门牙牙冠向侧方倾斜，致使牙齿之间有缝隙。这属于正常的暂时性现象，通常伴随着两侧牙齿的萌出，门牙之间的缝隙就会关闭，牙齿可恢复正常。因此家长不用过于担心，留心观察即可。如果门牙之间的缝隙非常大，并且没有逐步关闭的趋势，则建议到医院进行检查，由医生给予专业的意见或治疗方案。

● 新牙齿黄黄的

还有一些细心的家长会发现，新长出来的恒牙没有乳牙白。这是不是说明孩子平时没有认真刷牙呢？新萌出的恒牙颜色比乳牙黄是正常的。这是因为乳牙的钙化程度比较低，牙釉质的透色作用比较差，所以会呈现乳白色；而恒牙的钙化程度比较高，牙釉质的透色作用比较好，内层偏黄色的牙本质更容易显现，因此恒牙看上去会有些黄。

当然，如果孩子没有养成良好的刷牙习惯，没有及时对牙齿进行清洁，

牙齿表面就会附着污垢，也会导致新换的牙齿比原来的牙齿黄。这种情况可以通过定期刷牙的方式来改善。

此外，还有个别孩子新长的牙齿上有白垩色或棕黄色的斑块或条纹，甚至有缺损，这些变色或缺损属于牙釉质发育不全，是牙齿结构异常的一种表现。釉质是覆盖在牙齿最外层的一层坚硬组织，正常情况下是乳白色的，其特点是半透明、坚硬、光滑、完整、连续。当釉质发育不全时，主要表现为牙齿颜色的改变和牙釉质的缺损，其主要的病因有两点：一是乳牙因龋坏或牙外伤没有及时治疗，导致严重的牙根炎症，如牙龈反复肿痛、烂牙根等，感染波及乳牙牙根下方的恒牙胚，导致恒牙发育受到影响，这种情况常发生于单颗牙齿；二是牙胚在颌骨中发育时，孩子出现了全身性健康问题，如营养不良、高热、慢性腹泻等，这些都可能影响牙冠的正常发育，这种情况往往不是发生于单颗牙齿，而是同一发育阶段的多颗牙齿同时出现釉质发育不全的情况。不管是哪种原因导致的牙釉质发育不全，都建议家长及时带孩子去看牙医，牙医会根据不同的情况进行不同的处理。

● 新牙有锯齿

孩子换了新牙后，很多家长会发现新牙呈锯齿状，认为长出来的牙齿可能是坏的，因为切端是不平的。其实这属于一个正常现象，这种情况多数出现在前牙区，也就是上、下门牙。

我们的牙齿表面结构由生长小结和发育叶构成，在牙齿刚萌出的时候，这种生长小结和发育叶是非常典型与清晰的。在没有使用之前，牙齿的结构清晰，表现在牙齿表面上有2～3个豁口，呈波浪状，一般随着年龄的增长和不停地咀嚼切咬食物，这些豁口会慢慢被磨平，在成年人中很少有这种情况。

● 牙齿排列错乱，不如乳牙齐

很多家长在孩子换牙期间会发现，孩子的乳牙本来排得非常整齐，而一换牙就变得不齐了，有些家长甚至考虑给孩子做牙齿矫正。实际上，换牙后牙齿排列不齐是一个很常见的现象。其主要原因是乳牙一般比较小，在口腔内排列比较整齐，而替换成恒牙后，新长出的恒牙要比乳牙大得多，而此时孩子面部的发育还没有跟上，也就是说孩子的面部还没发育到那么大，但是牙齿已经是比较大的恒牙，所以会显得比较拥挤，出现各种排列不齐的情况。这种情况大多数只是暂时性的，随着孩子面部的发育，一般会自行修正，不需要矫正。因此，不要一看孩子的牙长出来是歪的，就急着去矫正。如果家长实在不放心的话，可带孩子到医院做牙齿检查，让牙医来判断是否需要矫正。

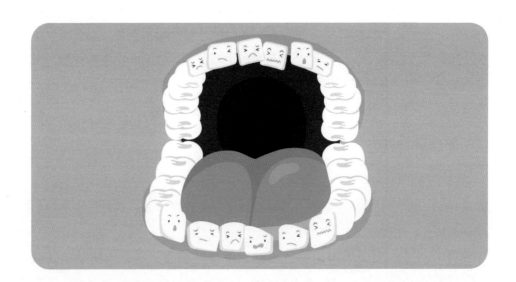

换牙期的**口腔护理及饮食保健**

乳牙陪伴孩子五六年，恒牙则要陪伴孩子一辈子。换牙看起来算不上大事，但如果牙没换好，将会影响孩子的一生。换牙期的饮食保健和口腔护理非常重要，直接关系到孩子今后的牙齿是否整齐、美观。因此，家长应对处于换牙期的孩子加强口腔护理，让孩子拥有一口好牙。

换牙期不可忽视口腔护理

很多家长认为，孩子换牙就是原来的牙齿掉了，长出新牙来，这是多么平常的事情呀！其实，孩子换牙并不是如此简单的事，如果在换牙期间不重视孩子的口腔护理，就很容易出现各种口腔问题。

● 坚持早晚刷牙，做好牙齿清洁

恒牙会伴随孩子的一生，因此恒牙的健康尤为重要。在换牙期，家长一定要帮助孩子选择专业的儿童防龋牙膏，督促孩子养成早晚刷牙的良好习惯，及时清洁口腔环境，保护口腔健康。在换牙期间，有些孩子会出现牙龈红肿，甚至出血等症状，便会因为口腔不适而拒绝刷牙，有些家长比较心疼孩子，也同意孩子暂时不刷牙。这种做法并不对，如果不及时清洁牙齿，刚长出来的恒牙就有可能龋坏。面对口腔不适，如果症状比较轻，家长可以多鼓励孩子好好刷牙，并告知孩子如果不及时清洁，牙龈红肿会更厉害；如果症状较重，则建议带着孩子去看牙医，根据牙医的建议来缓解口腔不适症状。

● 换牙时饮食宜清淡、易消化

换牙时可能会出现牙龈肿痛等症状，会影响孩子的食欲，此时家长要采取一些措施，以缓解其口腔不适症状。孩子的日常饮食要清淡、方便咀嚼、

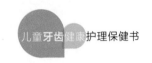
易于消化，少吃刺激性或温烫的食物，在保证营养的同时，避免加重疼痛。此外，家长要鼓励孩子多做叩齿运动，此运动可以按摩牙龈，促进血液循环，但要注意力度。

● 让乳牙自行脱落，不能强行拽拉

乳牙有自己的脱落规律，对于还未到替换期的乳牙，即使牙齿出现松动，也千万不要让孩子去拽自己的牙齿。如果孩子强行将乳牙拽下来，会使牙齿受到影响，拽拉下来的牙齿可能会携带部分牙龈组织，容易引起牙龈肿痛、出血，不利于牙龈健康。而且孩子手上通常有较多细菌，在拽拉牙齿的过程中，可能会使细菌接触创面，进而导致局部感染。乳牙脱落后，局部可能会有红肿、渗液等炎症表现，从而影响后期恒牙的健康生长。因此，建议让乳牙自行脱落，不要用力拽拉，以免损伤牙龈或造成局部感染，不利于恒牙的健康生长。

● 定期看牙医

换牙期间，口腔很容易出现各种问题，例如可能存在牙列不齐或牙齿咬合的问题，这些问题有可能导致孩子将来的颌骨及牙齿发育出现问题。有的孩子还可能出现乳牙脱落延迟，影响恒牙发育；又或者出现乳牙滞留、恒牙萌出困难等情况。因此，在孩子换牙期间，建议家长每隔3～6个月就带孩子去看一次牙医，以便及时发现问题，及早进行治疗，确保牙齿健康。

换牙期的饮食和营养至关重要

换牙期间，恒牙只有吸收足够的营养，才能将乳牙替换，顺利"上岗"。因此，孩子换牙期的饮食比较重要，尤其是关键营养素的补充。

● 补充钙、磷等矿物质，让牙齿更坚固

家长们应该都知道，钙、磷等矿物质是构成牙齿的"基石"，在换牙期让孩子多吃一些富含矿物质的食物，能让牙齿变得更坚固，如牛奶、酸奶等奶制品，这些食物不仅钙含量丰富，而且容易被人体吸收利用；粗粮、黄豆、海带、黑木耳等食物则含有较多的磷、铁、锌、氟，有助于牙齿的钙化。

● 补充优质蛋白质，为牙齿穿上防护外衣

缺乏蛋白质会让孩子的牙齿出现异常，有可能导致牙齿排列不齐、恒牙萌出困难，甚至还会引起牙周组织病变，而且龋齿的发生概率也会提高很多，因此食谱中富含蛋白质的食物一定不能少，如富含动物性蛋白质的鱼类、禽畜肉类，及含有优质植物性蛋白质的豆类、谷物等，这些都属于优质蛋白质，在日常饮食中可以多为孩子补充。

● 补充多种维生素，让牙齿更健康

维生素D有助于钙的吸收，维生素C和B族维生素能参与骨与成釉器的形成，维生素A、维生素D可以有效维护牙龈健康，可见维生素对口腔健康起着重要作用。新鲜蔬菜和水果含有B族维生素、维生素C等丰富的水溶性维生素，肉、蛋、奶中含有维生素A、维生素D等丰富的脂溶性维生素。因此，千万不要让孩子养成偏食的坏习惯，尽可能保持饮食物中肉、蛋、奶、蔬菜和水果丰富多样，注意膳食平衡，促进牙齿健康发育。

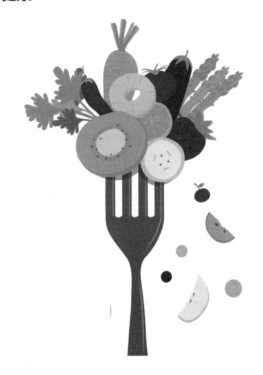

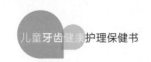

● 适当吃些稍硬的食物，促进乳牙脱落

牙齿的主要功能是咀嚼食物，咀嚼食物能促进乳牙牙根的生长发育及自然吸收、脱落。而且面部上、下颌骨的发育要靠生理性咀嚼刺激，缺少咀嚼刺激就是缺少生长的动力，会造成上、下颌骨发育不足，致使牙齿排列拥挤，进而造成牙列不齐。因此，随着孩子年龄的增长，应让孩子多吃一些耐嚼食物，以保持对乳牙的良好刺激，促使乳牙按时脱落，使换牙顺利完成，让孩子拥有一口健康整齐的牙齿。家长在孩子换牙前期就可以为其准备一些富含膳食纤维、有一定硬度的食物，如坚果、胡萝卜、豆类等，借助它们来锻炼孩子的咀嚼能力。当孩子的前门牙和后磨牙顺利替换后，就可以让他们咀嚼一些像海蜇、芹菜、玉米、苹果等食物，使余下的乳牙顺利脱落，恒牙继续顺利萌出。

让孩子养成细嚼慢咽的习惯

作为家长，我们都知道细嚼慢咽有助于食物的消化和吸收。其实，细嚼慢咽除了能促进消化外，对口腔健康也有好处，家长不妨帮助孩子从小养成细嚼慢咽的好习惯。

有利于维持口腔健康	细嚼慢咽的过程可以促进唾液的分泌，唾液不仅能够促进食物消化，还含有溶菌酶、抗菌因子，可以及时有效地阻止细菌在口腔中停留、繁殖，有利于维持口腔健康。
有利于牙齿和颌骨的发育	吃饭时细嚼慢咽，能够很好地锻炼下颌力量，促进颌骨发育，为牙齿的生长提供足够的空间。否则颌骨发育不完全，易导致牙齿排列不齐，甚至出现畸形。

**减少龋齿及
牙周疾病的发生**

咀嚼时的摩擦作用可使牙齿表面受到唾液的冲洗，增强牙齿表面的自洁功能，减少龋齿的发生。同时，咀嚼还可以对牙龈产生按摩刺激，促进血液循环，有助于牙齿周围组织的健康，减少牙周疾病。

细嚼慢咽的好处这么多，如何才能让孩子养成这个好习惯呢？

首先，要有充足的进餐时间，家长千万不要催促孩子快快吃饭，或者许诺他吃完饭就可以出去玩，这样会弱化孩子的进餐兴趣，也相当于变相鼓励孩子用狼吞虎咽的方式吃饭。

其次，可以提前为孩子准备好儿童专用餐具，相比成人的餐具，儿童餐具会小一些，每一口摄入的食物不会太多，这样口腔里才会有足够的咀嚼空间。家长也可以说一些有关细嚼慢咽的诱导性语言，帮助孩子放慢咀嚼速度。

有的孩子吃饭快，是因为咀嚼肌不发达，没咀嚼几下就会觉得累，此时家长可以有意识地对孩子进行一些咀嚼肌训练，适当吃一些坚果等需要稍用力咀嚼才能吃进去的食物，以提高其咀嚼肌的力量。

远离四类伤害牙齿的食物

食物与牙齿的健康息息相关。可以这么说，吃对食物有助于养出一口好牙，吃错食物则会威胁牙齿健康，对于尚未发育完全的牙齿来说更是如此。那么，如何从食物方面来保证孩子的牙齿健康呢？

富含纤维质的蔬菜，如胡萝卜、芹菜等，对牙齿的健康十分有益。孩子在咀嚼的过程中，蔬菜纤维就像带有刷毛的牙刷，可以将牙齿上的细菌清理干净，而且蔬菜中含有丰富的维生素，有利于牙齿健康。

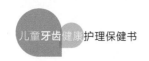

又有哪些食物会威胁牙齿健康呢?

黏性食物

棉花糖、软糖、果干等食物,入口黏绵,容易附着在牙齿表面,且残留时间较长,再加上其中所含有的糖分,很容易导致大量细菌在口腔中繁殖,从而龋坏牙齿。

酸性食物

可乐等碳酸饮料,虽然喝起来感觉不是很酸,但含有大量酸性物质,会腐蚀牙齿表面,龋齿的风险也会随之提高。

过硬的食物

啃骨头、咬果壳等行为会磨损牙齿,甚至可能使牙齿断裂,对牙齿健康非常不利。

甜腻的食物

经常吃棒棒糖、巧克力等零食,就好像将牙齿泡在糖水中一样,发生龋齿是早晚的事。

建议家长在给孩子挑选零食时,多选择坚果、乳酪等相对健康的天然食物,或者没有过多添加剂的海苔。此外,家长可能有所不知,牙釉质是保护牙齿免受侵害的"盔甲",最怕酸腐蚀和磨损,如果孩子在进食黏性、甜腻或酸性食物后,没有及时清洁口腔,口腔中的细菌就会在牙齿表面产生酸性物质,腐蚀牙釉质,很容易形成龋齿。因此一旦孩子没忍住吃了这些食物,一定要及时清洁口腔,这样能降低这些食物给牙齿带来的伤害。

换牙期一定要纠正的四个不良习惯

换牙期间，除了要注意口腔卫生、调整饮食结构、定期检查牙齿外，还要警惕日常生活中的一些不良习惯，如吐舌头、咬嘴唇、咬笔头、乱剔牙等，这些看似不起眼的行为会对口腔健康产生诸多不利影响。一旦发现孩子有这些不良习惯，家长就要及时纠正。

● 习惯性吐舌头

有的孩子在换牙时，总爱用舌尖去舔松动的乳牙或新萌出的恒牙，从而养成了吐舌头的习惯。不可否认，牙齿向外生长，冲破牙龈时，确实会带给孩子不适感，因此孩子会经常用舌头去舔牙龈，或者是刚刚"冒尖儿"的恒牙。虽然这会让孩子感到舒服或者好玩，但如果形成了习惯性吐舌头，就会产生不利影响。经常吐舌头的孩子常会将舌尖放在上、下前牙之间，造成上、下前牙像扇子一样向前散开。由于舌头长期向前伸，下颌骨也会随之向前倾，这样就可能出现前牙咬不上、牙齿中间出现缝隙的情况。如果发现孩子有这样的习惯，家长一定要督促孩子及时改正。

● 刷牙用力过猛

认真刷牙不是用力刷牙，如果孩子刷牙方法不正确、力道太大，会导致牙龈出血、牙本质敏感、口腔溃疡等问题。

刷牙用力过猛，牙刷容易炸毛，挫伤牙龈等软组织，造成牙龈出血，有可能导致感染，甚至引起牙龈萎缩、牙周退缩，牙槽骨吸收后暴露牙根；还有可能导致牙齿表面损伤，主要是损伤牙齿表面的牙釉质，使牙釉质变薄，抵抗能力变弱，牙齿

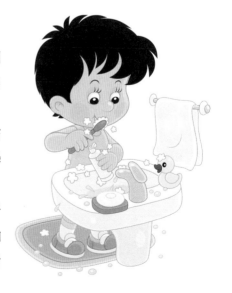

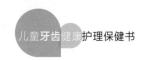

会因此变得敏感。此外，刷牙用力过猛还会导致创伤性口腔溃疡。

● 咬嘴唇

有些孩子在换牙期爱乱咬东西，咬嘴唇就是其中一项。以咬下嘴唇为例，嘴唇垫在上、下门牙之间，会对牙齿产生持续的压力，使上前牙向前移动、前突，时间长了就会形成龅牙。与此同时，也会造成下颌后缩，下前牙向舌侧倾斜，妨碍下牙弓及下颌骨的发育，形成前牙深覆颌或者开合畸形。一旦形成错颌畸形，不但影响面貌，还会导致唇齿音发不准确，严重的话还会影响颌骨发育，形成牙颌畸形。家长如果发现孩子爱咬嘴唇，要第一时间找到原因，并耐心、细致地教育孩子，让他懂得牙齿和嘴唇的作用，并慢慢帮孩子学会克制和改正这一不良习惯。

● 咬笔头

咬笔头这个习惯经常发生在6～12岁的孩子身上。有些孩子不管是在上课听讲的时候，还是在家中做作业的时候，都会习惯性地咬笔头。这个习惯不管是对牙齿还是对身体都是非常不好的。孩子正处于生长发育时期，经常咬笔头会使上颌及上前牙前伸，形成龅牙；也可能使下颌及下前牙前突，产生反咬合。无论是哪种情况，都会影响孩子的面貌，也会影响牙齿的咀嚼功能。而且，笔头上有许多细菌，经常咬笔头很容易导致细菌感染，引发消化道疾病等。

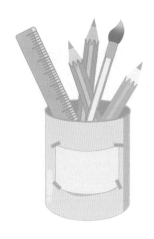

认识第一恒磨牙——六龄齿

第一恒磨牙是恒牙里最早萌出的牙，也是用于咀嚼的最重要的牙齿，上下左右各有1颗，共4颗。一般情况下，第一恒磨牙在6岁左右萌出，故俗称"六龄齿"。

六龄齿的形成

当宝宝还在妈妈肚子里的时候，六龄齿的牙胚就开始形成了，宝宝出生后开始钙化，2岁半到3岁时牙釉质在宝宝的颌骨中形成，直到6岁左右开始萌出。孩子的乳牙共有20颗，上下左右每侧各有5颗，六龄齿是位于第五颗乳牙后的牙齿，上下左右各有1颗，共4颗。六龄齿是一颗将伴随孩子终生的恒牙，一旦被龋坏，疼痛感较强，不仅会影响食欲、咀嚼和消化功能，还会对孩子的生长发育造成不利影响。

由于六龄齿在萌出时并没有替换任何一颗乳牙，所以很多家长把它当成乳牙来对待，就算被龋坏了，有些家长也会认为反正是乳牙，坏了也没关系，会长出新的。等孩子的牙齿痛得受不了的时候再去看牙医时，才知道这是一颗恒牙，并非乳牙，也不会再换新牙。各位家长一定要明确，六龄齿是位于第五颗乳牙后的恒牙，是不会被换掉的。而且，六龄齿萌出时很容易引发牙龈炎，导致包绕着牙齿的牙龈出现红肿、出血、疼痛等症状，还会影响进食。因此，家长一定要让孩子保持良好的口腔卫生，否则容易引起萌出性牙龈炎。

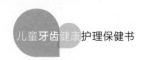

六龄齿的作用

与其他恒牙不同，六龄齿不仅牙冠最大、牙尖最多、咀嚼面积最大，而且其承担的咬合力和咀嚼功能也都比其他恒牙大，再加上牙根分叉角度大，因此六龄齿特别结实。也正是因为这些优点，六龄齿才显得尤其重要。

虽然在六龄齿之后还会长出两对恒磨牙，但它们要到孩子12岁左右的时候才会萌生，再加上换牙期间其他乳牙的脱落和恒牙的长出，六龄齿发挥着重要的咀嚼功能，其宽大的咀嚼面对研磨食物起到很大的作用，从而有利于营养的吸收。

六龄齿强大的咀嚼力能促使颌面骨骼和肌肉的协调发育，对孩子的面部发育有重要的影响。如果一侧的六龄齿患上牙病或者龋坏，孩子只能用另外一侧咀嚼，长此以往将会造成面部不对称。

六龄齿位于整个牙弓的中部，是所有牙齿中最强壮的一颗，不仅决定着其他牙齿的生长和排列，保护和维持前、后牙齿与上、下牙齿的正常稳定关系，还对上、下牙列的咬合关系起着重要作用。

六龄齿容易患龋，家长要当心

大多数家长在孩子换牙期间只关注常规恒牙萌出的情况，往往会忽略六龄齿。刚萌出的六龄齿，其钙化程度不足，耐酸性较差，牙齿表面有很多较深的窝沟裂缝，这些窝沟裂缝很容易储藏残留食物，细菌也容易藏在这些角落里，再加上孩子的口腔环境本就比较差，他们的刷牙方法还不熟练，或者没有形成良好的刷牙习惯，这些原因都会导致六龄齿龋坏，甚至有时候刚长出一小半就变成了龋齿。怎么做才能保护好重要的六龄齿呢？

重视六龄齿，改正错误认知	六龄齿不是乳牙，而是第一恒磨牙，不会在换牙期掉落并替换成新的牙齿，因此各位家长应重视对六龄齿的保护。一旦发现孩子的六龄齿出现异常情况，如牙齿表面出现黑色沉积物等，应尽早带其到医院就诊，避免病情发展，造成不可挽回的后果。
做好口腔清洁	六龄齿萌出以后，由于其位置处于牙列的后方，清洁难度相对较大，加之孩子的口腔清洁意识不够强，这就需要家长予以帮助和监督，监督孩子早晚刷牙，并协助孩子将口腔清洁干净。除此之外，还应帮孩子养成进食后及时漱口的习惯，避免食物残留物长时间在口腔中停留。
注意饮食管理	让孩子尽量减少食用含糖的零食、饮用含糖的饮料，并且养成良好的饮食习惯。
窝沟封闭	窝沟封闭是预防窝沟龋非常有效的方法，世界卫生组织推广已久。六龄齿完全萌出以后，如果其窝沟比较深，则建议家长带孩子到专业的医疗机构进行窝沟封闭，以防止龋齿的发生。

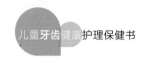

窝沟封闭，给牙齿穿上"保护衣"

大部分家长应该对窝沟封闭并不陌生，我国很多地区已开展对适龄儿童免费进行窝沟封闭的政策，即在定点机构对特定牙齿进行免费的窝沟封闭的服务。那么，孩子究竟需不需要做窝沟封闭？做窝沟封闭有什么意义？哪些牙齿能做窝沟封闭？本节就为各位家长介绍预防龋齿的有效措施——窝沟封闭。

什么是窝沟封闭

我们的牙齿在肉眼看来是光滑的，但是放大来看，牙齿有很多纹路、孔隙，并非很光滑。就拿磨牙来说，咬合面的窝沟就像沟壑一样起起伏伏，表面还有形状各异的窝沟裂隙，这些窝沟裂隙远比我们肉眼看到的更深，有的甚至达到釉质深部。而磨牙的主要功能是咀嚼食物，并将食物磨碎，咬合面的凹凸不平能够起到增大咀嚼面积、增加摩擦力的作用。但由于每颗牙齿的窝沟形态各异、深浅不一，这就容易存留食物残渣并滋生细菌。当我们刷牙时，牙刷的刷毛很难对窝沟深处的食物残渣和细菌进行清洁，这些细菌隐藏在窄而深的窝沟中，利用食物残渣中的糖分繁殖生长，使牙齿表面无机物脱矿、有机物分解，进而形成龋齿。

窝沟封闭就是在不损伤牙体组织的前提下，对牙齿表面进行处理，将液体状的封闭剂涂布于窝沟处，并渗进窝沟裂隙中，然后使用一定波长的光源对封闭剂进行固化处理，固化后的封闭剂会变硬，并形成一层光滑而结实的屏障长期留存在牙齿窝沟内，相当于给牙齿穿上"保护衣"，食物残渣和细菌就难以进入窝沟裂隙中，牙齿也就不易龋坏了，而且牙齿表面会变得光滑，刷牙也会更加简单有效。

哪些牙齿适合做窝沟封闭

根据前文的内容，我们应该有所了解，适合做窝沟封闭的牙齿要有窝沟且窝沟裂隙比较深。一般来说，裂隙较深的牙齿都是磨牙，因此牙医通常也只建议给孩子的磨牙做窝沟封闭。例如，孩子3岁左右长齐的乳磨牙、6岁左右萌出的六龄齿、12岁左右萌出的第二恒磨牙，都可以做窝沟封闭。当然，这并不是说只有磨牙才能做窝沟封闭，只要是窝沟比较深的牙，都可以做窝沟封闭。

此外，并不是所有磨牙都能做窝沟封闭，存在以下几种情况一般不建议做窝沟封闭：

- 已患龋或龋齿已经治疗过的牙齿。
- 牙齿尚未完全萌出，部分牙齿表面被牙龈覆盖。
- 牙颌面无深的沟裂点隙。
- 牙齿萌出 4 年以上未患龋。
- 患者不合作，不能配合正常操作。

总的来说，孩子的牙齿是否需要做窝沟封闭、哪些牙齿适宜做窝沟封闭，最终还是需要听取牙医的专业意见。

做窝沟封闭安全吗

孩子每天都要用牙齿来咀嚼食物，而做窝沟封闭需要在牙齿上填补东西，因此有些家长可能会问：这样安全吗？

窝沟封闭剂通常由合成有机高分子树脂作为主体成分，再加入定量的稀释剂、引发剂和辅助剂，如溶剂、填料、氟化物、涂料等。有的家长担

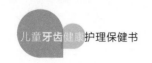

心树脂中的双酚A（BPA）可能会引起癌变或导致身体其他功能紊乱，质疑窝沟封闭材料的安全性。其实这种担心是完全没有必要的，根据美国牙科协会的说明，相比饮食包装物或购物小票上的BPA，窝沟封闭材料中的BPA含量是相当低的，几乎可以忽略不计，甚至空气中的BPA含量都是窝沟封闭材料中的近100倍，目前没有证据表明窝沟封闭材料中的BPA会对人体产生不良影响。同时，材料固化后与牙齿沟壁紧密贴合，并具有一定的抗咀嚼压力，对进食也无任何影响。因此一般来说，做窝沟封闭对孩子的身体健康并不会造成负面影响。

什么时间做窝沟封闭比较好

适宜做窝沟封闭的牙齿必须完全萌出，且达到咬合平面，也就是说所有的牙齿表面都应暴露在口腔中，没有牙龈覆盖。无论是乳牙还是恒牙，都有其大致的萌出时间。一般来说，做窝沟封闭有三个最佳时间：

给乳磨牙做窝沟封闭的最佳时间。乳牙一共20颗，其中乳磨牙为8颗，3～4岁是给乳磨牙做窝沟封闭的最佳时间。

给第一恒磨牙做窝沟封闭的最佳时间。第一恒磨牙是最早萌出的恒磨牙，大概会在孩子6岁时于乳磨牙后方直接萌出，但往往会让人误以为是乳磨牙，经常被忽略，是窝沟龋的好发部位，容易发生龋齿，甚至还会导致牙齿过早脱落。6～7岁是给第一恒磨牙做窝沟封闭的最佳时间。

给前磨牙、第二恒磨牙做窝沟封闭的最佳时间，即11～13岁。

当然，这三个时间段并不是绝对的，是针对大部分孩子来说的，具体到每一个孩子还需要结合牙齿的情况来判断。如果牙齿萌出早，可相应提前操作的时间；如果是具有高龋齿风险的孩子，也可以把时间适当提前；对口腔卫生不良的孩子，即使年龄较大或牙齿萌出时间较久，也可以考虑放宽做窝沟封闭的年龄限制。

做完窝沟封闭后，要注意哪些问题

- 做完窝沟封闭后 3 天内，避免进食过硬、过黏的食物，如骨头、口香糖、年糕、糖果等。做完窝沟封闭数天内如果发现被封闭的牙齿有咬合过高或吃东西时疼痛等症状时，需要及时就诊。
- 窝沟封闭有一定的脱落率，窝沟封闭剂在半年内最容易脱落，因此需要定期复查，看封闭剂是否还在，如果脱落了就要及时补做。
- 建议每 3 ~ 6 个月进行一次口腔检查，只要封闭剂能够完整存在，就可起到预防窝沟龋的作用。

　　有些家长认为孩子的牙齿做了窝沟封闭后就万事大吉，不会再长龋齿了，其实这是一个错误的认识。有的家长甚至认为做了窝沟封闭后就不用让孩子天天刷牙了，这是更加错误的认识。窝沟封闭并不是一劳永逸的防龋方法，对窝沟裂隙以外的其他牙齿表面并不能起到保护作用，比如牙齿缝隙内、邻近牙龈边缘等。因此，要真正预防龋齿的发生，还是要靠个人口腔卫生保健，养成良好的口腔卫生习惯，以及定期做口腔检查。

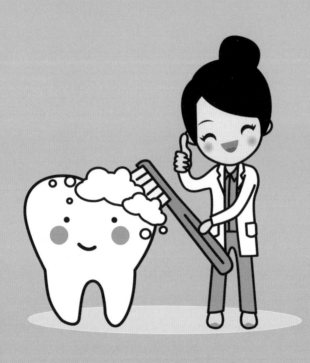

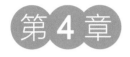

第4章

正确护理和科学喂养，助孩子养出一口好牙

　　想让孩子拥有一口好牙，当然离不开家长的正确护理和科学喂养。让孩子养成良好的口腔护理习惯，掌握正确的刷牙方式，多吃一些有利牙齿健康的食物，为牙齿健康保驾护航。

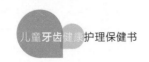

正确刷牙，**有效护牙**

　　家长从宝宝乳牙萌出开始就要注意牙齿清洁问题。作为家长，帮宝宝挑选适合的牙刷、牙膏，帮宝宝养成健康良好的口腔卫生习惯，能够有效预防龋齿和各种口腔疾病。

孩子什么时候开始刷牙合适

　　有关调查显示，9%的家长选择在宝宝第一颗乳牙萌出后开始给宝宝刷牙，14%的家长选择在宝宝乳牙萌出数颗后开始给宝宝刷牙，35%的家长选择在宝宝乳牙长齐后再开始给宝宝刷牙，15%的家长选择在宝宝出牙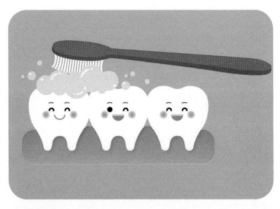前就开始给宝宝进行口腔清洁。宝宝到底应该什么时候开始刷牙，这个问题确实困扰了不少家长。

● 0～6个月时，用消毒纱布帮宝宝清洁口腔

　　一般来说，宝宝0～6个月时，乳牙尚未萌出，此阶段需要家长在每次喂奶后用消毒纱布蘸温开水帮宝宝清洁口腔，这样不仅可以按摩宝宝牙龈，防止乳汁残留在口腔内产生细菌，预防鹅口疮，到了萌牙期还可以帮助宝宝缓解出牙所带来的不适。因为宝宝刚出生不久，所以家长帮助其清洁口腔时要注意以下事项：

- 此时，宝宝的乳牙尚未萌出，牙龈很脆弱，因此动作要轻柔、缓慢。
- 所选用的纱布一定要消毒，保证干净、卫生。
- 蘸上温开水给宝宝轻擦即可，不必使用牙膏，以免刺激牙龈。
- 每天给宝宝做口腔清洁的次数并没有严格的规定，但至少要保证早晚各一次。
- 刚开始做口腔清洁时，宝宝可能会由于好奇而咬家长的手指，此时千万不能斥责宝宝。

　　需要和各位家长强调一点，应该从宝宝出生就开始给其做口腔清洁，而不是等到他们2~3岁才开始做！因为习惯的养成越早开始越好，等到2~3岁，孩子的自主意识就比较强了，如果此时才开始刷牙，孩子往往会抗拒、排斥，不习惯牙刷伸进嘴里的感觉。

●6个月~2岁时，由家长帮宝宝刷牙

　　宝宝6个月左右，第一颗乳牙开始萌出。当宝宝的第一颗乳牙萌出后，家长就要开始帮宝宝刷牙了！

　　对于刚出牙的宝宝，家长可以选择用硅胶指套牙刷。硅胶指套牙刷由一种独特的硅胶制成，既可以帮助宝宝清洁牙齿，又能防止伤到宝宝。使用时家长要将硅胶指套牙刷套到手指上，然后放到宝宝的嘴里进行清洁。为了避免伤害到宝宝的口腔，手指只需轻柔温和地清理宝宝的牙齿即可。硅胶指套牙刷建议一个月更换一次，平时使用完后需要进行高温消毒。家长也可以选择使用有尼龙刷毛的牙刷来帮宝宝刷牙。由于此阶段是由家长为宝宝刷牙，所以应选择刷头小、长柄的牙刷，既方便家长把握，也可以在宝宝口腔内灵活转动。

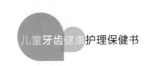

此外，还可以给宝宝准备一把硅胶牙刷或360°刷牙牙刷，让宝宝尝试自己刷牙。

● 2岁后，逐步训练孩子自己刷牙

宝宝一天天长大，2岁以后，自我意识增强，动手能力越来越强，喜欢模仿大人的各种行为，喜欢自主做一些事情，比如学大人给自己刷牙。家长一定要多鼓励孩子探索新鲜事物，如果孩子对自己刷牙很感兴趣，不妨让他尝试着自己刷。

有些家长可能会问，孩子这么小，比较抵触刷牙，怎么训练孩子自己刷牙呢？其实，训练孩子刷牙也是有技巧的。

首先，培养孩子刷牙的意识。家长刚开始训练孩子刷牙时，要先培养他刷牙的意识，可以通过讲故事、看绘本等形式让孩子认识到刷牙的重要性，并告诉孩子，刷牙就像洗脸、洗澡一样，是一项日常的个人卫生护理工作，必须持之以恒，这样才能维护口腔健康。

其次，耐心地为孩子示范刷牙步骤。家长要十分耐心地为孩子示范刷牙步骤，让孩子跟随自己，一步一步地学习，并在以后的日常生活中灵活运用。具体的步骤如下：

- 用温水将牙刷浸泡一两分钟，使刷毛变得柔软；
- 挤适量牙膏在牙刷上，注意量不宜过多；
- 选择合适的刷牙方法和姿势，认真刷牙；
- 刷完后，用水冲洗刷毛，甩掉水分，并将刷头朝上，放在干燥通风处。

对于2岁左右的孩子来说，如果之前没有养成良好的口腔清洁习惯，刚开始刷牙时可能会有一段反抗期。此时，家长一定要坚持下去，一方面要坚持

让孩子早晚刷牙，即使孩子反抗哭闹，
也要让孩子明白刷牙是每日必须完成的
清洁工作。如果孩子哭闹得厉害，可以
缩短刷牙时长，但仍要坚持早晚都刷。
另一方面，家长可以想想办法让孩子爱
上刷牙，例如，让孩子自己选择喜欢的
牙刷、牙膏，和孩子一起唱刷牙歌等。
孩子每次刷完牙后，家长别忘了鼓励、
表扬孩子。

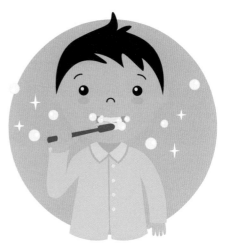

　　此外，因为孩子年龄还小，动作协调能力比较差，对于刷牙这种细致的
动作还难以把控，所以刚开始学习时并不能熟练掌握，家长一定要多几分耐
心，相信不久之后，孩子就能熟练掌握这项技能。需要提醒各位家长，即使
孩子学会了刷牙，家长也千万不能偷懒，必须在他自己刷完牙后，再里里外
外好好地帮他刷一刷，确保彻底清洁口腔。等到孩子4岁以后，具备了一定
的手眼协调能力，早上刷牙时可以和家长一起自行完成，而晚上的那次刷牙
比较重要，若不认真对待，食物残渣和细菌在口腔内停留一晚，牙齿容易龋
坏，所以孩子在晚上刷完牙后，家长仍然要帮助孩子再刷一刷。等到上小学
时，再由孩子自己完成早晚刷牙。即使孩子可以自己刷牙了，家长也不是万
事大吉，在刷牙时间、次数和效果方面还需要做好监督工作，这样才能保证
刷牙质量。

选择正确的姿势和方法，让宝宝不再抗拒刷牙

　　刷牙的姿势影响着刷牙的效果，正确的刷牙姿势能把牙齿刷得干净、刷
得舒服，错误的刷牙姿势不仅会导致口腔内的牙菌斑无法被彻底清除，形成
龋齿等牙病，还会损伤孩子稚嫩的牙齿和牙龈。家长给宝宝刷牙时，通常有
以下三种姿势可以选择。

● 平躺式

宝宝躺在床上，张开嘴巴，家长帮他刷牙。大多时候宝宝不会乖乖地躺着，可能会手抓脚蹬，家长要一边哄宝宝，和宝宝聊天，吸引宝宝的注意力，一边轻轻固定住宝宝的手和脚。

还有一种方式是让宝宝躺在爸爸的膝盖上，头靠在爸爸的怀里，爸爸轻轻固定住宝宝的手脚，防止宝宝乱动，妈妈面对宝宝，帮宝宝刷牙。当然，家长的角色也可以互换。

平躺式特别适合3岁以下的孩子，从孩子6个月左右开始长牙时，就可以用这个姿势帮他清洁牙齿，让他从小习惯刷牙，之后可能就不会那么抗拒了。

● 抱坐式

让宝宝坐在家长的左侧大腿上，宝宝的头靠在家长的左侧胸前和左臂弯里，家长用右手帮他刷牙。当然，如果家长习惯使用左手的话，可以调整为反方向，用左手刷牙。这种方式也比较适合年龄较小的宝宝。

● 站立式

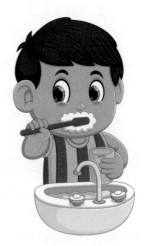

家长站在孩子的身后，让孩子把头靠在家长的身上，一手固定孩子的头部，一手给孩子刷牙。刷的时候可以配合一些小技巧，比如买个高度合适的小凳子，让孩子站在洗手台前玩水，在他玩得很开心的时候，趁机给他刷牙。这种方法比较适合1岁以上的宝宝。

教会孩子正确的刷牙方法

自从宝宝的乳牙长出来后，刷牙就成了每天必须做的一件事情。刷牙虽然看起来非常简单，但是也要掌握正确的方法，如果方法不得当，就起不到保护牙齿的作用，反而会对牙齿和牙龈造成一定的损害。因此，家长在教宝宝刷牙的时候，一定要教会他正确的刷牙方法。在日常生活中，比较适合儿童的刷牙方法有以下两种。

● 巴氏刷牙法

巴氏刷牙法又叫水平颤动法，是美国牙科协会推荐的一种刷牙方法。这种方法能够有效清洁牙龈沟，清除牙斑菌的效果也非常好。具体操作方法可以归纳成九个字——刷牙龈、斜角度、短距离。

刷牙龈	刷牙龈是说刷毛要刷到牙龈的位置，尤其是牙龈沟，这里很容易被忽视，会聚集大量食物残渣和细菌。
斜角度	斜角度的意思是刷毛朝向牙龈方向，与牙龈呈45°角，稍微用力让刷毛伸入牙缝，这样会清洁得更彻底。 另外，刷前牙的内侧面时可以把牙刷头竖起来，以刷头的前部接触近龈缘处的牙齿表面，做上下颤动。刷咬合面时可以把刷毛垂直放在牙齿表面上，前后来回刷。
短距离	短距离主要是指牙刷在牙齿上水平移动时，来回拉动的幅度不要太大，每次覆盖2～3颗牙齿。因为牙列是弧形的，如果直接大幅度水平刷的话，不容易把牙龈沟和牙缝刷干净。每次来回刷动10次左右后，转动刷头，将刷毛从牙根拂向牙齿表面，再刷下一个地方。

巴氏刷牙法要领

- 刷上、下排牙齿的外侧面时，刷毛与牙齿表面呈 45° 角，并朝向牙龈，轻压，刷毛部分进入龈沟，部分铺在龈缘上。每次刷 2 ~ 3 颗牙，小幅水平刷动约 10 次，并转动刷头，向牙齿咬合面方向拂过。

- 刷牙齿的内侧面时，竖起牙刷，清洁上、下前牙内侧。上前牙由上向下刷，下前牙由下向上刷。

- 刷牙齿的咬合面时，牙刷保持垂直，把刷毛放在咬合面上，前后移动来回刷。

- 由内向外清洁舌苔。

● 圆弧刷牙法

对于年龄小一点的孩子来说，采用巴氏刷牙法刷牙时，他们可能不会配合，此时家长可以尝试用圆弧刷牙法。

圆弧刷牙法要领

- 刷牙齿的外侧面时，刷头从上后牙牙龈区，以向前画圆弧的动作轻柔地刷到下排牙龈区，从后牙区逐渐刷到前牙区。

- 刷牙齿的内侧面时，刷后牙采用前后往复短距离震颤的方法，刷前牙可将牙刷柄竖起并做上下提拉震颤的动作。

- 刷牙齿的咬合面时，将刷毛垂直于牙齿的咬合面，稍用力做前后短距离来回刷的动作。

年龄较小的孩子和不配合的孩子，很难做到安安静静地刷牙，家长在实际操作时不宜强制按照以上刷牙方法来完成，否则可能让孩子更加抵触。可以变通一下，比如游戏式刷牙，可以唱刷牙歌，左边刷几下，右边刷几下，或者横着刷几下，竖着刷几下，不用固定的方法。但无论采取什么方法，都要注意以下几点：

每个牙齿表面都要刷到　刷牙时，外侧面、内侧面、咬合面、牙缝面都要刷干净。舌头也是细菌残留的重灾区，别忘了刷。可以让孩子伸出舌头，从靠近喉咙的地方往舌尖方向轻轻刷，别太用力，以免伤害到舌头上的上皮细胞。

刷牙时间要足够长　每天早晚给孩子刷牙两次，3岁以下的孩子每次刷1～2分钟；3～6岁的孩子每次至少刷2分钟；再大一点的孩子，每次至少刷3分钟。

使用牙膏，刷完牙后多漱口　如果使用牙膏，刷完牙后要多漱口。小宝宝还不会漱口的话，家长可以用干净的湿纱布帮宝宝擦去泡沫，而且牙膏的量一定要注意，只需要在刷毛上沾一点点即可。

刷牙力度不宜太大　刷牙力度的大小往往不易掌握。如果刷牙力度太小，就不能达到清洁牙齿、去除牙菌斑及按摩牙龈的目的；但如果用力过大，又会损伤牙齿和牙龈。那么怎样的力度才得当呢？家长可根据孩子牙刷毛束的情况来判断。按照每天早晚刷的频率，如果牙刷的毛束在3个月之内就张开的话，说明刷牙的压力过大，需要适当减小力度。

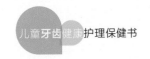
刷牙时要刷 2 ~ 3 分钟

每次刷牙要持续2~3分钟，这样才能
确保牙齿的每个面都能刷到，从而更好地清
洁牙齿。平时我们觉得2~3分钟很短，但
刷牙刷2~3分钟确实较难，让孩子坚持张嘴
2~3分钟是不容易做到的。因此很多家长在
给孩子刷牙时，不到1分钟就草草了事，这
么短的时间是很难将牙齿刷干净的。有些家
长可能会问，孩子连1分钟都难以坚持，更

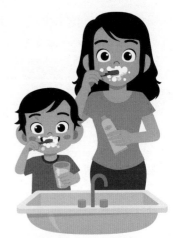

别提3分钟了，怎么办？要解决这个问题，主要靠家长灵活处理，例如，可以
和孩子以游戏的方式来完成刷牙，也可以边讲故事边刷牙。

有一点需要提醒各位家长，孩子的时间观念并不强，刚开始刷牙时根本不
知道2~3分钟是多长时间。家长不妨给孩子准备一个计时器，让孩子看着计时
器刷牙，一方面能保证刷牙的时长，另一方面可以帮助孩子拥有时间概念。

● 如何检验孩子是否将牙刷干净

相信很多家长都有这样的困惑：孩子学会了自己刷牙，但是对于牙齿是
否刷干净，却无法判断。其实，要判断孩子的牙齿刷没刷干净，只需要购买
一瓶牙菌斑显示剂就可以了。牙菌斑显示剂有片剂和液体两种，主要用于显
示牙齿表面牙菌斑的情况，在视觉上辅助我们判断牙齿是否刷干净，以便及
时清洁，进而预防因牙菌斑积累而导致的龋齿。

● 牙菌斑显示剂的使用方法

片剂和液体的牙菌斑显示剂在使用时方法略有不同，下面我们主要介绍
片剂牙菌斑显示剂的使用方法：

- 第一步：刷牙并漱口，取一片牙菌斑显示剂放入口中；
- 第二步：用两侧的牙齿将其充分嚼碎，再用舌尖将其舔至全部牙齿表面内外两侧；
- 第三步：将口中的残余物吐出，并使用清水漱口；
- 第四步：张开嘴巴检查，牙齿表面被染色的部分即为牙菌斑附着部位。

除了以上方法，也可以将片剂溶于水中，再用棉签蘸少许液体，均匀涂抹在牙齿的表面，然后用漱口水冲干净即可。此方法与液体的牙菌斑显示剂的使用方法相同。

为孩子挑选合适的牙刷

牙刷是刷牙必不可少的工具之一，市面上各式各样的儿童牙刷层出不穷，家长应该怎么选择？哪一种牙刷适合孩子使用？

由于不同年龄段的孩子的牙齿生长发育情况不一样，因此家长在为孩子选择牙刷时，应根据牙齿的萌出情况，选择适合的牙刷。

0～6个月

此阶段孩子的乳牙尚未萌出，家长可以选择用消毒纱布来帮孩子清洁口腔，并按摩牙龈。

6个月～2岁

这个时间段处于乳牙萌出期，需要家长帮助孩子刷牙。当孩子的乳牙萌出后，就可以使用有尼龙刷毛的牙刷了。此阶段孩子的口腔卫生由家长协

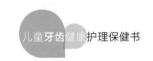

助完成，因此在挑选牙刷时，应选择长柄、刷头较小、尼龙刷毛不刺手的牙刷，这样既方便家长操作，又可以在孩子的口腔中灵活转动，还不易损伤孩子的牙齿和牙龈。

有些家长担心用尼龙刷毛的牙刷时如果力度没有控制好，容易伤着孩子。为了避免这种情况，可以选择硅胶指套牙刷。这种牙刷十分安全，也没有毒性，刷头柔软又有韧性，比较适合6～12个月的孩子使用，不过它的清洁度没有尼龙牙刷好。

2～5岁

等到孩子2岁以后，家长就可以开始教其刷牙了，家长应为其选择方便握持、刷头小、刷毛软硬适中的儿童牙刷。随着孩子不断长大，可逐渐为其更换刷头略大、刷毛略多的牙刷。在这一阶段，虽然孩子已经开始学习刷牙，但无法独立刷干净，仍需要家长帮忙。因此，不妨准备两把刷柄长短不一的儿童牙刷，长柄的家长用，短柄的孩子自己用。

6岁及以后

6岁时六龄齿开始萌出，应为孩子选择刷头更大一些的儿童牙刷，也可以选择末端刷毛长一些的牙刷，这样更有利于清洁正在萌出的六龄齿。

孩子能用电动牙刷吗

除手动牙刷外，现在市面上还有各种各样的电动牙刷，那么孩子能用电动牙刷吗？一般来说，孩子是可以使用电动牙刷的。电动牙刷和普通牙刷相比，最大的特点是节省了手部的动作，震动的频率较高，刷牙效率相对较高。不过有一点需要提醒各位家长，电动牙刷刷牙效果的好坏取决于是否把牙刷头放到各个牙齿表面上及在每个牙齿表面停留的时间是否足够长。因此，掌握正确的刷牙方法是保证电动牙刷刷牙效果的前提，如果给孩子使用电动牙刷刷牙，家长同样要做好监督工作。

给孩子使用电动牙刷时，要注意检查刷毛的软硬度、振动的模式及频率是否适合孩子。电动牙刷的使用说明书上一般有标注适用年龄，家长在挑选时要注意选择与孩子年龄相匹配的电动牙刷。

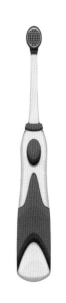

此外，有些孩子不能忍受电动牙刷的大幅度振动，比较抗拒用电动牙刷，家长千万不能因为电动牙刷刷得更干净，就强迫孩子使用。

● 定期更换牙刷，减少疾病传播

牙刷是每天都要用到的洁牙工具，如果保管方法不当，就会变成传播疾病的工具，不利于口腔健康。那么如何保管牙刷？

- 使用牙刷前应该洗手，并注意不要让手碰到刷毛，保证牙刷干净。
- 用完牙刷后，应用清水冲洗刷毛内部，甩掉水分，并将刷头朝上放到刷牙杯里。
- 将牙刷放到干燥通风处，防止细菌滋生。
- 牙刷应定期消毒，可以用双氧水或开水烫。
- 牙刷应专人专用，不可混用，以免传染口腔疾病。
- 无论是手动牙刷还是电动牙刷，如果刷毛出现弯曲、脱落，就要及时更换，否则刷毛上容易残留病菌和细菌，且影响牙齿的清洁效果。

为孩子挑选合适的牙膏

牙膏是刷牙的辅助剂，市面上牙膏的种类繁多，功效各异，如何为孩子挑选合适的牙膏呢？在解答这个问题之前，我们不妨先来了解一下牙膏的基本作用和主要成分。刷牙对牙齿的清洁作用来自牙刷与牙齿之间的机械摩擦，牙膏只是起辅助作用，以增强牙刷去除食物残渣、软垢和牙菌斑的效果，保持牙齿清洁、健康。

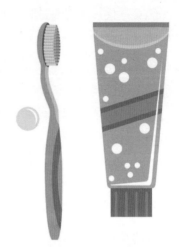

● 含氟牙膏能有效预防龋齿

说到牙膏，家长们对含氟牙膏一定不陌生，也知道含氟牙膏对牙齿有一定的保护作用。那么，含氟牙膏究竟是怎样保护牙齿的呢？含氟牙膏之所以能对牙齿有保护作用，是因为其含有氟元素。氟是人体必需的14种微量元素之一，适量的氟能够维持牙齿健康，相应地，缺氟会增加患龋齿的风险。氟对牙齿的保护作用主要体现在以下两个方面：

一是促进已脱矿牙釉质的再矿化，坚固牙齿。当牙釉质受到一些酸性物质的侵袭时，表面的牙釉质开始溶解，钙离子、磷离子从牙釉质中游离出来，溶解到周围环境中，使牙齿的硬度减弱，引起牙釉质脱矿。而氟可结合并促进溶解的钙离子重新返回牙釉质，使牙釉质发生再矿化，使牙齿变得更加强固，从而更好地抵御酸的侵蚀。

二是抑制细菌的产酸能力。龋齿的产生是细菌分解了食物残渣中的糖而产生酸，酸腐蚀牙齿所致。氟可以抑制细菌对糖的分解作用，抑制细菌的产酸能力，减弱酸对牙釉质的腐蚀作用，如此牙齿就不容易被龋坏。

龋齿是危害儿童口腔健康的第一大杀手，因此建议给孩子使用儿童含氟牙膏，从而有效预防龋齿。

● 氟有毒性作用，使用含氟牙膏要注意用量

人体摄入过量的氟，确实会引起氟中毒，如果人体一次摄入的氟大于5毫克/千克体重，就会引起急性氟中毒。长期接触低浓度的氟和氟化物，可导致慢性氟中毒。慢性氟中毒主要表现为氟牙症（俗称黄斑牙）和氟骨症（俗称脆骨症），多发生在土壤和水中含氟高的"高氟区"或环境污染地区。不过，科学家们的研究成果表明，无论是高氟区还是一般地区，使用含氟牙膏都是安全的。在我国，大多数城市自来水的含氟量较低，甚至低于0.5毫克/升。而且儿童牙膏的含氟量非常少，只要控制好使用量，是不会导致氟中毒的。

一般来说，3岁以下婴幼儿每次使用儿童含氟牙膏的量宜为米粒大小，即在牙刷上轻轻地抹一薄层即可，这个量对于不会漱口的小宝宝来说都是安全的；3岁以上儿童使用豌豆粒大小的儿童含氟牙膏即可。

帮孩子挑选牙膏，除要选含氟牙膏外，还应考虑口味，宜选孩子喜欢的口味，这样一来，孩子更愿意刷牙。当然，家长要告诉孩子，牙膏不是食物，尽量不要吞到自己的小肚子里。

孩子刷牙时牙龈出血，如何处理

牙齿每天都在咀嚼食物，导致牙齿表面存有牙菌斑、牙石、软垢等，若不及时去除，便会刺激牙龈，引起牙龈发炎。特别是孩子，其牙周问题多以牙龈炎常见，而在牙龈炎初期，刷牙时往往容易导致牙龈出血。此外，各种牙周炎、肥大性龈炎均有刷牙时牙龈出血的现象。

那么，孩子刷牙时牙龈出血，家长应该怎么做呢?

及时安抚孩子

有的孩子在刷牙时看到牙龈出血，就不敢继续刷了，这样反而会加重牙龈炎的症状。此时，家长不妨耐心地安抚孩子，比如告诉他"这是虫虫的血，不是你的，别担心"，以此打消孩子内心的恐惧，让他坚持刷牙。

检查孩子的刷牙细节

除了疾病因素，不正确的刷牙方式也会导致牙龈出血。如果家长发现孩子刷牙时有牙龈出血的现象，不妨帮孩子做如下检查：

检查孩子刷牙的力度是否过重。牙龈是十分脆弱的，如果刷牙力度过大，可能会刺激其出血。

检查牙刷的刷毛是否过硬。由于孩子的牙龈比较娇嫩，如果牙刷的刷毛过硬，刷牙时就容易导致牙龈出血。要注意帮孩子选择一款软毛牙刷，以减轻牙刷对牙龈的损伤。

检查漱口用水的温度。刷牙时最好选择温水刷牙，这样的水温可以减少对牙神经的刺激，对牙龈健康有利。

必要时去看牙医

如果孩子的牙龈出血问题一直没有改善，要及时带孩子去看牙医，找出具体原因，加强牙齿治疗，避免病情加重。

巧用牙线彻底清洁牙齿

要想彻底清洁牙齿，仅仅靠每天刷牙是不够的，不管你刷得多么用心和细致，牙刷只能刷到牙齿表面的70％，那些隐藏在牙缝、牙根等部位的牙菌斑、牙垢及食物残渣，很难用牙刷刷干净。许多小朋友的龋齿就是从两牙相邻的部位开始的，正是牙缝这样的卫生死角没有清理干净，以致细菌和食物残渣长期存留，最后才形成龋齿。而牙线就是清洁这些卫生死角的有效工具，能够消灭这些躲藏在牙缝里的细菌和食物残渣。

● 孩子多大可以使用牙线

当孩子萌出第一颗乳牙时，家长就要帮孩子刷牙了。但对于什么时候使用牙线，则没有明确的说法。一般来说，当我们看到孩子的口腔里有多颗牙齿萌出，并且牙齿与牙齿之间建立了邻接关系的时候，就可以开始使用牙线了。因为孩子的牙齿存在邻接间隙比较大的情况，容易囤积食物残渣，发生食物嵌塞，也就是我们平时所说的"塞牙"，这个时候就需要家长用牙线帮孩子把这些食物残渣清理出来。

● 给孩子挑选牙线有什么讲究

牙线并不分儿童用还是成人用，没有儿童专用牙线。从使用方法来看，常见的有普通牙线和带手柄的牙线棒。普通牙线医院用得比较多，是最方便、最有效的清洁牙齿的工具。但普通牙线需要家长熟练掌握使用技巧，牙线棒的牙线是固定的，无须自行取线绷线，使用比较方便。但也正是由于牙线棒的牙线是固定的，无法包绕牙齿表面做清洁，这方面比普通牙线稍有欠缺。因此，如果家长能够熟练掌握牙线的使用方法，且孩子比较配合的话，尽可能使用普通牙线；如果孩子较小，牙齿萌出不多，或孩子不太配合，可以使用牙线棒。

需要强调的一点是，千万不要用牙签给孩子剔牙！牙签比较粗，无法清洁到牙缝下方，且孩子的牙龈比较娇嫩，如果经常用牙签给孩子剔牙，容易造成牙龈炎、牙龈萎缩、牙间隙增大等问题。

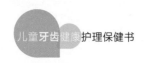
● 使用牙线是否会导致牙缝越来越大

使用牙线是否会导致牙缝越来越大？这也是令很多家长困惑的问题。在这里要告诉各位家长：使用牙线不会导致牙缝越来越大。牙线不是普通的线，牙线在通过两颗牙之间的缝隙时会变成扁平状，很容易穿过紧密的牙缝。而且牙齿本身有一定的生理活动度，当牙线通过两颗牙之间的缝隙时，它们会有肉眼不可见的移动，而牙线通过后，牙齿就会回到原本的位置。只要正常使用牙线，就不会给牙齿带来伤害，更不会导致牙缝变大。有些人的牙缝之所以大，是牙周疾病导致的，与使用牙线无关。

● 如何给孩子使用牙线

给孩子使用牙线，首先要掌握正确的使用方法。牙线的使用方法可以概括为5个要点，即取线绷线、慢拉入缝、包牙刮面、一缝两边、及时换线。

取线绷线	取30厘米左右的牙线，牙线的两边分别缠绕在左右手的中指上，两个中指间的牙线长为10～15厘米。用拇指和食指捏住牙线，绷紧，捏住后中间保持约2厘米的距离。
慢拉入缝	将牙线前后"拉锯式"慢慢拉入牙缝中，避免强行直接压入，导致牙龈出血。
包牙刮面	将牙线以"C"字形包住牙齿邻接面，上下拉动，刮除牙齿表面上的食物残渣和牙菌斑。
一缝两边	每个牙缝间相邻两颗牙的侧面都要用牙线充分清洁。

及时
换线 > 待每个牙缝都清洁完后，换另一段干净的牙线。可在手指与手掌相握处攒一张纸巾，一边手指松线一圈，让出干净的一段，另一边将用过的牙线绕在纸巾上。

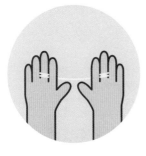 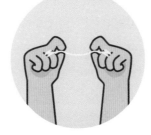 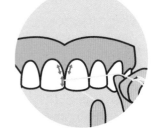

　　家长刚开始使用牙线时可能会觉得比较生疏，但只要勤加练习，很快就能熟练使用。至于给孩子使用牙线时采用哪种姿势，取决于孩子的配合程度，家长觉得方便操作就行。牙线在刷牙前或刷牙后均可使用，一般建议早晚两次刷牙后使用。白天出门在外也建议随身携带牙线，这样在外进餐后，如果有食物残渣嵌塞在牙缝里，便可以用牙线轻松剔除。

　　有些孩子可能因牙间隙较宽，经常塞牙，导致局部牙龈发炎。牙龈发炎时轻轻碰触牙龈就会出血，遇到这种情况时家长也不用太着急，一般来说，孩子的牙龈自愈性较强，只要把牙齿清洁干净，3~5天基本可自愈。千万不要因为牙龈出血而不去清洁这个位置，这样会造成局部细菌堆积，牙龈炎可能会越发严重。当然，如果牙龈反复出血，认真刷牙并使用牙线清洁后仍超过一周不愈，建议带孩子去看牙医，查明具体原因，根据医生的建议做相应的处理。

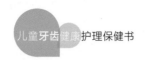
从小养成护牙**好习惯**

保护牙齿需要从生活点滴做起。作为家长，需要帮助孩子养成良好的习惯，如早晚刷牙，饭后漱口，定期看牙、洗牙等。从日常生活中的一点一滴做起，时刻关注孩子的牙齿健康。

早晚刷牙，不偷懒

刷牙是最有效的保持口腔卫生的方法，家长应协助孩子养成早晚刷牙的好习惯，从最开始的帮孩子刷牙到后面让孩子自己刷牙，每一天都不能疏忽和遗漏。注意刷牙时每一个牙齿表面都要仔细刷干净，尤其是牙齿的邻接间隙更要刷干净。此外，还要每天使用牙线，彻底清洁每个牙缝。

进食后及时用温开水漱口

漱口是利用液体含漱清洁口腔的方法。通过漱口，液体到达口腔各部位，特别是一些牙刷和牙线进不去的角落，比如牙缝里和牙龈边缘，可清除食物残渣和部分松动的软垢，以及口腔内容易借助含漱力量而被清除的污物和异味，以达到清洁的目的。因此，进食后及时漱口是一种十分简单易行的口腔护理方法。

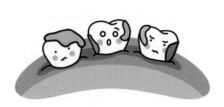

漱口前

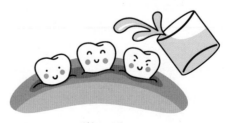

漱口后

研究表明，餐后30～60分钟，牙菌斑就能在牙齿表面形成并稳定附着，因此进食后及时刷牙或漱口非常有必要，能有效预防牙菌斑的形成，减少牙结石、牙垢的产生。一般建议餐后15～30分钟内刷牙，这样效果更好。但每次进餐后刷牙会让很多人觉得麻烦，有时候条件也不允许。如果无法做到餐后刷牙，那一定要及时漱口。牙医建议，每次吃过食物后都应及时漱口，进食后3分钟左右是漱口的最佳时段，以每天6～8次为宜，每次至少30秒，因为此时是口腔中细菌对食物残渣进行分解，使其酸化的重要时段，此时漱口则能最大限度地清除口腔中的细菌。

用清水漱口即可，但水温一定要适中，35℃左右最为适宜。如果经常用过凉或过热的水漱口，牙齿容易受到刺激，也更容易出现牙龈出血、牙齿酸胀，甚至牙齿脱落等现象。

需要提醒各位家长，漱口不能代替刷牙。漱口可以冲掉口腔里游离的食物残渣，但口腔内大多数细菌以菌斑生物膜的形式附着在牙齿上，单纯的漱口不能将牙菌斑从牙齿上冲下来，牙菌斑的清洁主要还是靠牙刷的机械清洁。因此，早晚刷牙是必需的，漱口不能代替刷牙。

● 孩子可不可以用漱口水

谈到饭后漱口，很多家长就会想到漱口水。目前市面上有各种各样的漱口水，许多家长可能会有这样的疑惑：孩子能不能使用漱口水漱口？

漱口水的主要成分是香精、酒精、表面活性剂、防腐剂等，其主要作用是抗菌消炎，减少牙菌斑的堆积，防止牙龈炎的发生，还能够去除口腔异味，使口气清新。但漱口水的清洁力度较大，儿童还处于生长发育阶段，长时间用漱口水清洁牙齿可能会造成口腔菌群紊乱等异常情况，而且6岁以下的孩子还容易误食漱口水。因此，如果孩子的口腔环境及牙齿状况良好，不建议使用漱口水。如果孩子存在口腔疾病，可以遵医嘱使用漱口水，这是因为漱口水在抑制厌氧菌生长的同时还能促进疾病恢复。

多喝水有利于牙齿健康

众所周知，水约占人体体重的75%，人体所有组织细胞都含有水，水是人体所有生命活动不可缺少的要素，如果没有水，生命就会停止。其实，水对牙齿健康也很重要。

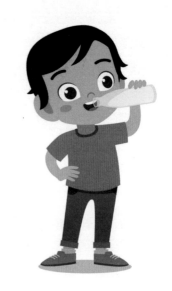

定时喝水有助于清除孩子牙齿上的有害颗粒和细菌，尤其是吃完饭之后立即喝水，能够把牙齿上的残留物清除掉。此外，多喝水可以促进唾液的生成，而唾液具有清洁和保护作用，可以冲洗掉口中和牙齿间的食物残渣，还能起到抗菌和杀菌的作用，避免口腔感染。当然，也不能喝太多的水，否则会影响到消化液，从而引起消化不良。

定期进行口腔常规检查

关于定期进行口腔检查，我们前面已经谈过，在这里再次和各位家长强调一下。定期进行口腔常规检查就像定期体检一样，只有及早发现问题，才能更快地解决问题。

世界卫生组织对口腔健康的标准是：牙齿清洁、无龋齿、无疼痛感、牙龈颜色正常、无出血现象。这些标准看似简单，但在我国，大部分人可能从小就不达标。调查显示，我国有六成以上的人从来没有看过牙医，仅有2%的人有定期清洁和进行口腔常规检查的习惯，这意味着有98%的人可能患有各种牙齿和口腔问题。有的家长可能会认为，没有牙病就不需要带孩子看牙医，这种观念显然是错误的。定期进行口腔常规检查可以了解孩子乳牙的龋坏情况、脱落情况，恒牙的发育情况及牙齿的咬合情况等，这是非常有必要的。要知道，一个人一生中的任何时期都可能患上口腔疾病，而且大多数口腔疾病属于慢性疾病，早发现、早治疗，孩子的痛苦会少很多，费用也不高。至于具体的检查时间，要根据实际情况来定。孩子一般每半年检查一次，如果发现牙齿有龋坏或畸形的倾向，可缩短为3~4个月检查一次。

必要时带孩子去洗牙

"洗牙"这个词我们都不陌生，但关于洗牙，相信很多家长都存在误区。例如，有的家长认为洗牙会把牙齿洗松动，有的家长认为洗牙会让牙缝变得更大，还有的家长认为小孩子不能洗牙。那么，真实情况到底如何呢？

● 洗牙是为了去除牙结石

牙结石是食物残渣和口水中含钙、磷的盐类经过牙菌斑的细菌作用所形成的一种硬化物质，好发于牙齿和牙龈的交界处。牙结石非常坚硬，一般无法通过日常刷牙去除，而且牙结石的孔洞较大，非常容易附着牙菌斑，寄生在结石内的细菌释放的毒素还会引发牙龈炎，导致牙龈红肿、易出血等症状，长期的炎症会使牙槽骨骨质丧失，致使牙齿松动，形成牙周炎。因此，可以说牙结石是牙菌斑的温床，也是造成牙周疾病的原因之一。洗牙就是去除牙结石，主要是利用超声波的高速振动原理，使牙结石松动、碎裂，露出牙齿本来的面目。

洗牙并不是用机器去磨除牙结石及牙釉质，即使洗牙的工具可能会对牙釉质有轻微的刮擦，但并不会给牙釉质带来实质性的损伤。而且洗完牙后，医生会将牙齿表面抛光，消除器械刮擦对牙釉质的影响，使牙齿表面平整，防止牙菌斑和牙结石再沉积。

● 洗牙不会导致牙缝变大

由于牙结石好发于牙齿和牙龈的交界处，长期堆积，可能造成牙周组织

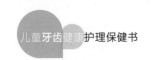

被破坏，慢慢地就会出现牙缝变大、牙龈萎缩等情况。洗牙可以把原本堆积在牙缝中的牙结石、软垢、细菌等去除，因此牙缝会变得非常明显，让人产生一种牙缝变大的错觉。其实，洗牙并不会让牙缝变大，它只是去除了原本卡在牙缝中的牙结石，让原本的牙缝露出来而已。真正导致牙缝变大的，是牙周疾病或年龄增长所致的牙龈萎缩。

● 孩子也需要洗牙

很多家长认为洗牙是成年人的专利，孩子年龄小，不像成年人那样有几十年沉积的牙结石，不需要洗牙。这种想法是不正确的。大多数孩子喜欢吃甜食、软黏的食物，也喜欢喝饮料，久而久之，就会形成很多牙垢，导致牙齿色素沉着，这些是无法通过日常刷牙去除的。加之孩子在口腔卫生保持方面没有成年人那么自觉，因此需要定期做彻底清洁。洗牙可以帮助孩子清除牙垢，预防龋齿等多种口腔疾病。

不过孩子年龄小，在洗牙的方法、频率等方面，与成年人有所不同。一般来说，8岁以下的孩子由于牙齿中大多是软垢和色素，牙结石较少，不需要使用洁牙机，只需要抛光即可。所谓抛光，就是用柔软的橡皮杯或抛光刷配合儿童专用抛光膏对牙齿表面进行抛光清洁，以去除软垢和色素，达到保护牙齿的目的。对于10岁以上的孩子，特别是牙列拥挤的孩子，往往很容易沉积牙结石，需要借助洁牙机进行清洁。孩子洗牙的频率以一年一次为宜，洗牙的同时可以一并检查牙齿的健康状况。不过这个时间也并非是绝对的，具体要根据孩子自身情况和牙医的诊断，视牙结石的累积情况而定。

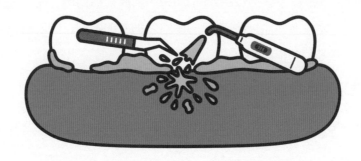

健康饮食，**保护牙齿**

牙齿是人体的重要部分，它和人体必需的饮食活动息息相关。牙齿不好会影响营养的吸收，而营养不良也会严重影响牙齿的健康，牙齿与饮食可谓有着相互依赖、相互促进的关系，特别是对孩子来说健康饮食更为重要。因此，日常生活中坚持多样化饮食，多摄取一些护牙的食物，这样既有益牙齿健康，又能促进孩子身心的成长发育。

合理膳食，补充足够营养

对于孩子来说，坚持多样化饮食，讲究营养均衡，不挑食、不偏食，不仅能为身体的生长发育提供不同种类的营养元素，满足各种营养需求，还能让牙齿变得更加坚固和健康。作为家长，可以从以下几个方面做起。

- 保证孩子一日三餐的饮食营养均衡，蛋白质、碳水化合物、脂肪、维生素、矿物质、纤维素等基础营养素均衡摄入。

- 根据孩子的年龄和牙齿发育特点，补充不同的营养素，如孩子长牙期间要多摄取钙、磷、维生素 D 等营养素。

- 保证孩子每天进食的食物种类丰富，粗细粮、荤素食、主副食搭配尽量合理。

- 对于有挑食、偏食习惯的孩子，要及时引导和纠正，如果遇到孩子不太喜欢吃的食物，不妨变换一下烹饪方式，尽量让餐桌上的饭菜看起来既美味可口，又花样繁多。如果孩子仍然不愿意吃，也可以用同一营养类别的其他食材代替。

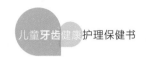

常吃富含膳食纤维的食物，咀嚼力更强

孩子牙齿有问题，咀嚼能力变差，视力和智力也会受到影响。对于孩子来说，他们正处于身体和智力发育的关键时期，因此家长平时可以给孩子多吃些富含膳食纤维的食物，不仅对牙齿有益，还能锻炼孩子的咀嚼能力，促进其视力、智力和身体发育。

膳食纤维是一种不易消化的食物营养素，通过咀嚼，食物中的膳食纤维与牙齿表面之间产生摩擦，能使牙床得到有效的按摩，并促进牙齿与颌骨的发育，进而增强牙齿的咀嚼能力。此外，经常食用富含膳食纤维的食物，在咀嚼的过程中不仅可以清洁牙齿表面、牙齿内壁、舌苔、牙龈的食物残渣及细菌，还可以按摩牙龈、锻炼口腔肌肉、促进血液循环，同时可以增加唾液的分泌量。

在日常生活中，我们食用的新鲜蔬菜和水果中均含有较多的膳食纤维，如芹菜、白菜、菠菜、竹笋、红薯、玉米、樱桃、香蕉、石榴、苹果、火龙果等。

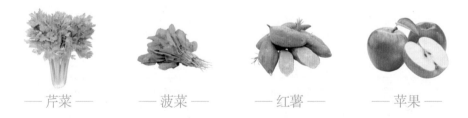

—— 芹菜 ——　　　—— 菠菜 ——　　　—— 红薯 ——　　　—— 苹果 ——

预防龋齿，可吃些富含氟的食物

由于孩子喜欢吃甜黏的食物且自我清洁的能力较弱，患龋齿的可能性要比成年人大得多。而氟元素是保持牙齿健康不可缺少的物质，它以氟化钙和氟磷灰石的形式存在于牙釉质中，具有抗酸防龋的作用，因此在日常生活中可以让孩子适当吃一些富含氟的食物，能够有效预防龋齿。常见的富含氟的的食物有海鱼、虾、海带、海蜇、牡蛎、莴苣、核桃等。

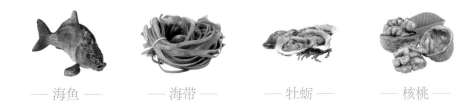

　　—— 海鱼 ——　　　　　—— 海带 ——　　　　　—— 牡蛎 ——　　　　　—— 核桃 ——

牙龈出血，多补充维生素 C

　　人体缺乏维生素C，易使牙床松软，导致牙龈出血，而且长期缺乏维生素C也是引发牙周疾病的主要原因。如果孩子牙龈出血，从饮食方面来说，可以多补充一些维生素C，它能加强牙龈软组织黏膜对炎症的抵抗力，有效预防和减少牙龈出血的问题。如果口腔黏膜发生破溃，维生素C也可以使黏膜快速愈合。虽然维生素C在一定程度上对牙龈出血有缓解作用，但不能根治牙龈出血。牙龈出血大多由慢性牙龈炎或慢性牙周炎所致，如果孩子的牙龈反复出血，建议及时带其去看牙医，以查明原因，及时治疗。

　　日常生活中富含维生素C的食物有猕猴桃、橙子、柠檬、橘子、樱桃、草莓、菠菜、西红柿、生菜、小白菜、油麦菜等。

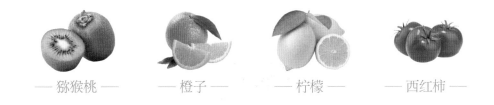

　　—— 猕猴桃 ——　　　　　—— 橙子 ——　　　　　—— 柠檬 ——　　　　　—— 西红柿 ——

常吃有杀菌作用的食物，能有效清除牙菌斑

　　牙菌斑是龋齿和牙周疾病的主要致病因子，对牙齿和牙龈都会构成危害。在日常生活中多吃一些有杀菌消毒作用的食物，有助于清除牙菌斑，减少细菌滋生。

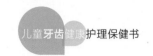
　　姜、葱、蒜等食物都具有强效的抗菌作用，可以通过牙齿的咀嚼和摩擦清除附着在牙齿表面上的牙菌斑，杀死导致龋齿的变形链球菌。此外，洋葱、香菇等食物也有很好的杀菌功效。

高钙食物能坚固牙齿

　　人体内90%以上的钙存在于骨骼和牙齿中，使骨骼和牙齿具有坚硬的结构支架。因此，想让孩子的牙齿长得好，适当补充钙元素是很有必要的。那么，钙是如何影响牙齿健康的呢?

　　一般来说，矿化不良的牙齿容易发生龋齿，而钙则会影响牙齿的矿化。如果孩子在牙齿发育的重要阶段缺钙，将影响牙齿的矿化。当牙齿发育完成以后，钙对牙齿矿化的影响也会随之终结。

　　钙是我们人体不可缺少的矿物质，除了会对牙齿的生长发育产生影响，还是调节肌肉收缩、细胞分裂、腺体分泌的重要因子。缺钙除了会影响牙齿，还会让孩子骨骼发育不良、智力发展缓慢，易出现腿脚抽筋、腰腿酸痛、骨关节痛、骨质疏松、佝偻病等问题，严重影响体格生长和神经系统的发育。在情绪方面，则容易让人产生紧张、暴躁、焦虑等负面情绪。

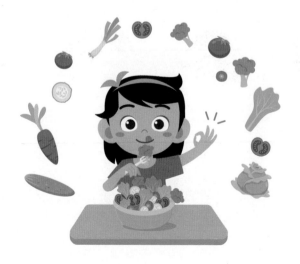

● 儿童每日补钙量

根据《中国居民膳食营养素参考摄入量》，儿童的补钙量根据月龄和食量而定。总的来说，出牙期的宝宝每天要保证摄取600～800毫克的钙。在孩子换牙期间，要格外注意钙的补充。具体的补钙量可参照下表：

补钙量参照表

年龄	建议摄取量 / 日
0～6个月	300 毫克
6个月～1岁	400 毫克
1～4岁	600 毫克
4～11岁	800 毫克
11～18岁	1000 毫克

● 食补是最好的补钙方式

补钙最好的方式是从天然的食物中摄取钙元素，日常生活中富含钙元素的食物很多，家长可以根据孩子的喜好进行选择，并注意科学搭配。

牛奶及奶制品不仅含钙量丰富，而且钙和磷的比例适宜，容易被人体吸收，是孩子理想的补钙之源。据统计，每100毫升的牛奶中含有约120毫克的钙，每天喝一杯250毫升的牛奶，就能补充300毫克的钙。

小鱼干、三文鱼、虾皮、海带等海产品也含有丰富的钙元素，有助于牙齿的钙化。

芥蓝、小白菜、芹菜、花菜、秋葵等蔬菜含钙量很高，可以多给孩子吃一些。

黄豆、豆浆、豆腐等豆制品也是补钙的良好食物来源。

此外，排骨、糙米、芝麻、葵花子、鸡蛋、黑木耳等食材也有很好的补钙效果，可以搭配着给孩子吃。

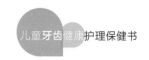

补钙的同时，别忘了让孩子多晒晒太阳，这样可以促进人体内维生素D的合成，从而促进钙的吸收。

● 补钙忌过量

补钙是一门学问，只有补充得当，才能满足孩子身体的需求。如果过量，反而会给身体带来很多不利影响。以下是孩子补钙的几点注意事项，需要提醒各位家长。

- 孩子补钙一般建议选择食补的方式，因为这种方式较为安全。如果经医生检查发现孩子严重缺钙，则可以选择药补，但药补一定要谨遵医嘱，不可擅自加大剂量或盲目更换钙剂。

- 补钙宜在睡觉前或两餐之间进行，最好在晚饭半小时后服用钙剂。服用钙剂后，要至少间隔1小时再喝牛奶。

- 补钙切勿过量，否则会对身体造成很多不良影响。补钙过量会导致孩子食欲下降、消化不良，影响胃肠道的消化功能，从而导致孩子出现厌食症；长期大量补钙会导致孩子血钙过高，从而出现高钙尿症、高钙血症等疾病；严重的可能还会出现异位钙化，从而导致尿道结石或者其他系统的结石性病变。因此，家长千万不要盲目为孩子补充钙剂。

少吃糖，少喝含糖饮料

几乎所有孩子都钟爱糖果和含糖饮料，家长们都知道这些食物吃多了对身体不好，尤其是对于换牙期的孩子来说，对牙齿的伤害极大。无论是葡萄

干、无花果干、杏干等果脯类零食，还是糖
果、甜点、冰激凌、巧克力等甜度很高的食
物，或是果汁、碳酸饮料等含糖的饮料，都
含有大量的糖分。孩子在摄取这些食物的过
程中，这些糖分很容易黏着在牙齿上，一方
面会给细菌繁殖提供充足的物质条件；另一
方面这些糖分也会在细菌的新陈代谢过程中

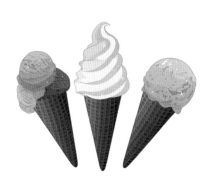

不断被分解发酵，产生酸，这种酸性物质如果长期滞留在牙齿的表面和窝沟
中，就会慢慢侵蚀牙齿上的保护层——牙釉质，使其形成龋洞，久而久之便
导致牙齿龋坏。

少给孩子吃过冷、过热、过硬的食物

在日常生活中，应尽量少给孩子吃过冷、过热、过硬的食物。因为成熟
牙釉质的主要成分是磷灰石晶体，常吃过冷、过热、过硬的食物可能会损伤
牙釉质，而牙釉质是无法再生的，一旦被破坏，牙齿就容易受到损伤。而且
经常吃过硬的食物，比如用牙齿直接嚼冰块、大口咬坚果壳等，会引起牙隐
裂。所以，家长平时一定要足够重视，尽量少给孩子吃过冷、过热、过硬的
食物，并要提醒孩子注意以下事项：

- 吃冰棍的时候，尽量用舌头舔着吃，不要用牙齿直接咬。
- 吃核桃、夏威夷果等带硬壳的坚果时，要用工具剥去外壳后，再把果肉放进嘴里，不要直接用牙齿去咬坚硬的外壳。
- 冰激凌、麻辣烫等食物易对牙齿产生不良刺激，应尽量少吃。

儿童护牙食谱

芹菜腰果炒虾仁

材料： 虾仁200克，芹菜50克，腰果50克，鲜百合30克，青、红彩椒各少许，盐3克，鸡粉3克，食用油、料酒各适量。

制作方法：

1.虾仁洗净装入碗中，倒入料酒，腌制15分钟。青、红彩椒切菱形片，芹菜斜切成段。

2.芹菜段、鲜百合放入开水锅中焯熟，捞出待用。

3.热锅注油，放入腰果，开小火炸香，盛出待用。

4.锅底留油，倒入虾仁、芹菜段、鲜百合，以及青、红彩椒片，快速翻炒均匀，撒入盐、鸡粉，倒入腰果，翻炒均匀即可。

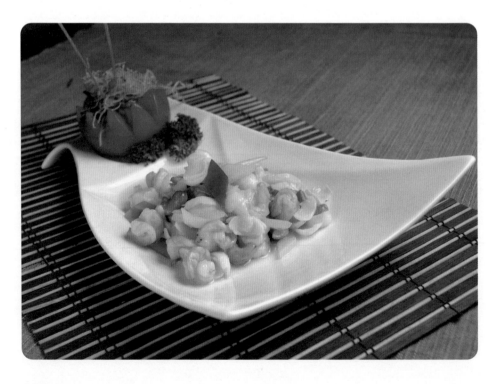

素炒双花

材料： 花菜100克，西蓝花100克，红彩椒30克，蒜末适量，盐2克，食用油适量。

制作方法：

1.花菜、西蓝花洗净，切成小朵；红彩椒洗净，切成小块。

2.锅中注水烧热，放入花菜、西蓝花，焯水至断生，捞出待用。

3.起锅热油，下入蒜末、红彩椒块，爆香，倒入花菜、西蓝花，翻炒片刻，加盐炒至入味即可。

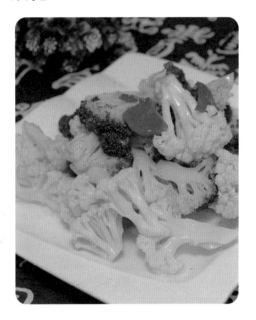

芦笋鸡蛋

材料： 芦笋15根，鸡蛋1个，盐、百里香、橄榄油适量。

制作方法：

1.鸡蛋放入热水锅中煮熟，捞出，放凉后去壳，蛋白剁碎，蛋黄压成末，再将蛋白碎和蛋黄末拌匀，待用。

2.锅里倒入适量橄榄油烧热，放入芦笋煎熟，撒上少许盐，盛盘待用。

3.锅底留油，倒入鸡蛋末，撒入少许盐，放入百里香，翻炒均匀，盛入装有芦笋的盘中即可。

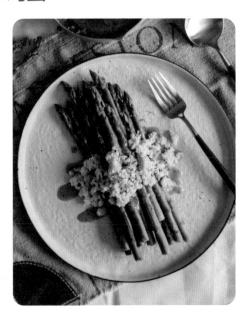

青豆肉末汤

材料： 青豆200克，猪肉末100克，高汤1000毫升，盐3克，生抽5毫升，料酒5毫升，水淀粉50毫升。

制作方法：

1.青豆洗净备用；猪肉末加生抽、料酒、少许水淀粉拌匀，腌10分钟。

2.起锅烧油，放入猪肉末，翻炒至变色，倒入高汤和青豆，拌匀，大火煮开，小火炖15分钟。

3.加入盐，拌匀调味即可。

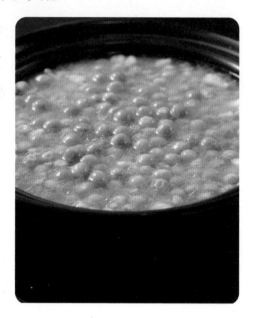

凉拌海带丝

材料： 水发海带100克，胡萝卜40克，蒜末10克，姜末5克，盐1克，鸡粉1克，生抽5毫升，陈醋3毫升，芝麻油适量。

制作方法：

1.水发海带洗净，切成丝，倒入沸水锅中，余水至断生，捞出，过凉水，待用。

2.胡萝卜洗净去皮，切成丝，待用。

3.取一个大碗，放入水发海带丝、胡萝卜丝、蒜末、姜末，倒入盐、鸡粉、生抽、陈醋和芝麻油，拌匀即可。

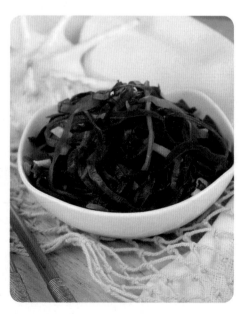

宫保鸡丁

材料： 鸡肉丁200克，黄瓜丁100克，胡萝卜丁100克，炸花生米60克，葱花少许，盐、鸡粉、料酒、生抽、生粉、水淀粉、食用油各适量。

制作方法：

1.鸡肉丁装入碗中，加入少许盐、料酒、生抽、生粉，拌匀，腌制15分钟。

2.胡萝卜丁倒入沸水锅中焯熟，待用。

3.热锅注油，烧至七成热，倒入鸡肉丁，滑炒片刻，倒入黄瓜丁，翻炒至熟软，再倒入胡萝卜丁、炸花生米，撒上葱花，加入适量盐、鸡粉、生抽，炒匀，最后淋入少许水淀粉勾芡即可。

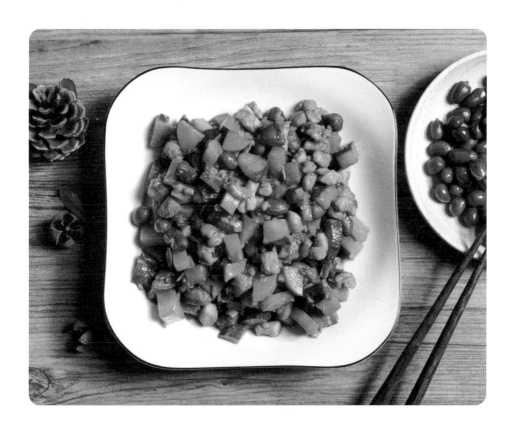

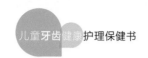

胡萝卜冬瓜炒木耳

材料： 水发木耳80克，冬瓜100克，胡萝卜50克，芹菜20克，蒜末适量，盐2克，鸡粉2克，食用油适量。

制作方法：

1.洗净的冬瓜去皮，切成片；洗净的胡萝卜去皮，切成菱形片；水发木耳切成小朵；芹菜切成段。

2.锅中注水大火烧开，倒入胡萝卜片、水发木耳，汆煮片刻至断生，捞出待用。

3.用油起锅，倒入蒜末爆香，放入冬瓜片、芹菜段，翻炒片刻，再倒入胡萝卜片和水发木耳，加入盐、鸡粉，炒至入味即可。

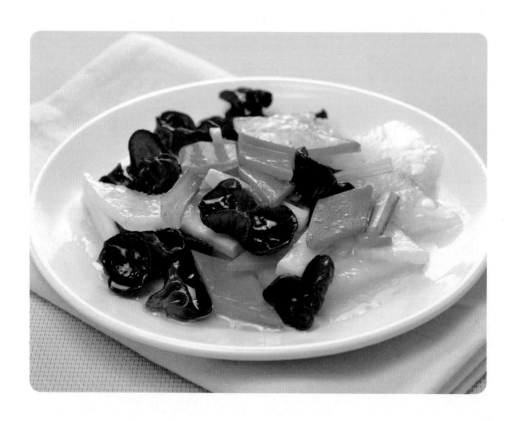

茼蒿胡萝卜

材料： 茼蒿200克，去皮胡萝卜80克，蒜末适量，盐2克，鸡粉2克，生抽5毫升，食用油适量。

制作方法：

1.茼蒿切成等长段，胡萝卜切成丝。

2.热锅注油，倒入蒜末爆香，倒入胡萝卜丝炒匀。

3.倒入茼蒿段，加入盐、鸡粉、生抽，炒匀入味即可。

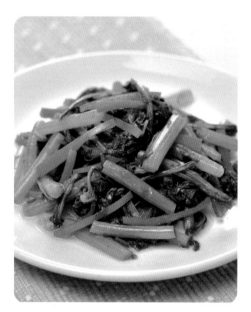

核桃仁葡萄干牛奶粥

材料： 核桃仁50克，葡萄干50克，大米250克，牛奶250毫升。

制作方法：

1.砂锅中注入适量的清水烧热，倒入牛奶、大米，搅拌均匀，大火烧开后转小火煮30分钟至熟软。

2.倒入核桃仁、葡萄干搅拌均匀，续煮5分钟即可。

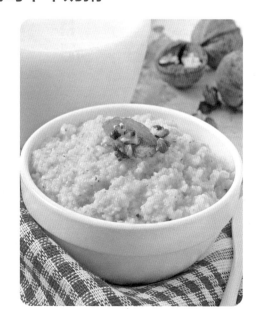

鸡肉丸子汤

材料： 熟鸡胸肉170克，胡萝卜40克，菠菜叶40克，香菜叶、葱花各少许，盐3克，鸡粉3克，黑胡椒粉3克，料酒10毫升，水淀粉适量。

制作方法：

1.胡萝卜去皮，切成片。

2.菠菜叶洗净，放入沸水锅中焯水30秒，捞出沥干水分，待用。

3.熟鸡胸肉切成碎末，装入碗中，加入少许盐、鸡粉，放入黑胡椒粉、料酒，再淋入水淀粉，快速拌匀，使肉质起劲。

4.将熟鸡胸肉分成数个肉丸，整好形状，待用。

5.另起锅，注入适量清水煮沸，倒入鸡肉丸，放入胡萝卜片，盖上锅盖，烧开后转小火煮约10分钟。

6.放入菠菜叶，加入盐、鸡粉和黑胡椒粉，搅拌均匀，撒上洗净的香菜叶和葱花即可。

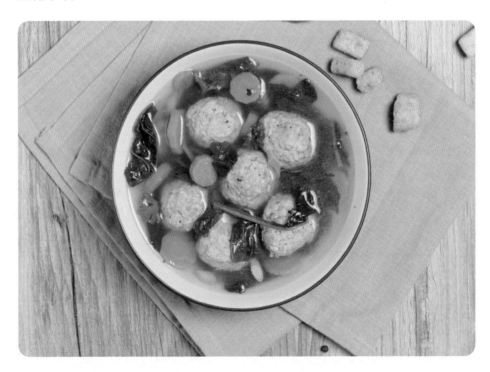

牛肉条炒西蓝花

材料： 牛肉300克，西蓝花200克，蒜末适量，盐2克，生抽5毫升，料酒5毫升，胡椒粉、水淀粉、食用油适量。

制作方法：

1.牛肉洗净，切成条，放入碗中，加入胡椒粉、料酒及水淀粉，拌匀，腌制10分钟。

2.西蓝花洗净，切成小朵，放入开水锅中，焯水至断生，捞出待用。

3.锅中注油烧热，下入蒜末爆香，倒入牛肉条，翻炒至变色，再倒入西蓝花，继续翻炒片刻，倒入盐、生抽，炒匀即可。

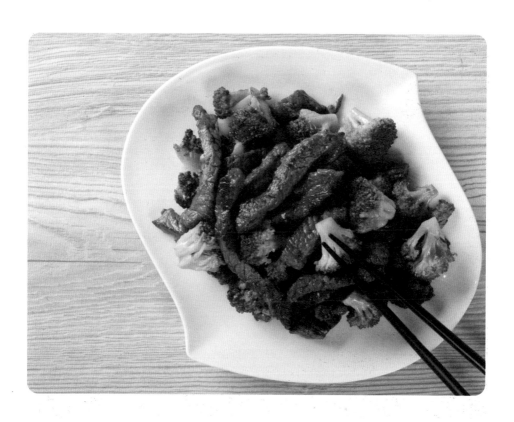

白萝卜排骨汤

材料：去皮白萝卜200克，排骨500克，姜片适量，芹菜梗少许，盐3克，鸡粉3克，胡椒粉5克。

制作方法：

1.将白萝卜洗净，切成长方块。芹菜梗洗净，切成段。

2.锅中加适量清水，倒入洗净的排骨，煮沸，汆去血水，捞出待用。

3.砂锅中加适量清水烧开，倒入排骨，放入姜片，大火煮开后转小火炖30分钟。

4.倒入切好的白萝卜块，大火煮开后转小火继续炖30分钟。

5.放入芹菜梗，加入适量盐、鸡粉、胡椒粉，拌匀，煮2分钟即可。

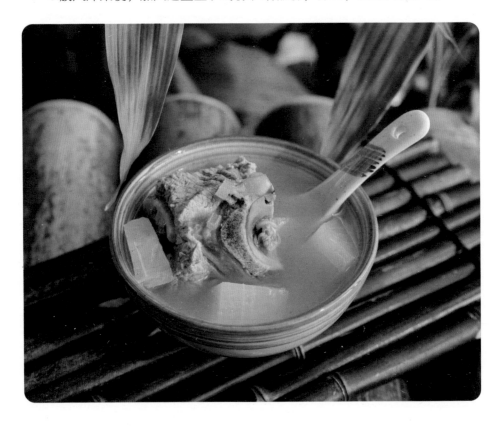

—— 清炒菠菜 ——

材料： 菠菜350克，盐3克，鸡粉3克，蒜末、水淀粉、食用油各适量。

制作方法：

1.菠菜择洗干净，切成段，放入沸水锅中，焯1分钟，捞出沥水，待用。

2.炒锅热油，放入蒜末爆香，放入菠菜段，翻炒片刻，加入盐、鸡粉，炒匀。

3.加入水淀粉勾芡，翻炒均匀即可。

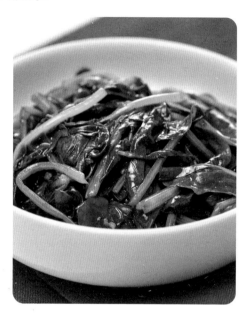

—— 西红柿肉末 ——

材料： 肉末100克，西红柿80克，薄荷叶、洋葱圈少许，盐3克，鸡粉3克，生抽5毫升，料酒10毫升，水淀粉、食用油各适量。

制作方法：

1.洗净的西红柿切成丁。

2.用油起锅，倒入肉末，翻炒均匀，淋入少许料酒，炒香，再倒入生抽，加入盐、鸡粉，炒匀。

3.放入西红柿丁，翻炒均匀，最后倒入适量水淀粉勾芡。

4.将炒好的食材盛入碗中，摆放上洗净的薄荷叶和洋葱圈即可。

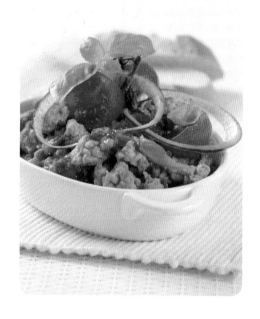

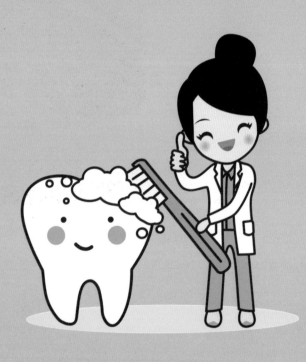

第 5 章

远离牙病困扰，●————→
让孩子拥有一口健康牙齿

牙齿助孩子尝尽人生百味，陪伴孩子一生。作为家长，我们要从孩子小时候就呵护好他们的牙齿，让他们远离龋齿、牙外伤、牙周炎、牙龈炎等牙病的困扰，让孩子的人生更加完美。

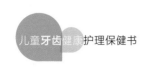

儿童牙齿保健最大的"敌人"
——龋齿

龋齿是我国发病率最高的儿童口腔疾病，尤其是乳牙龋齿，发病率更高，已超过70%，严重影响到儿童口腔健康。儿童龋齿重在预防，只有了解龋齿的成因，才能掌握龋齿的预防措施。

龋齿的成因

龋齿即我们平时所说的"蛀牙"，通俗地讲就是牙齿上有洞了。龋齿是一种以细菌为主要病原体，在多因素作用下，发生在牙齿硬组织的慢性、进行性、破坏性疾病。龋齿的形成主要有以下几个因素：

细菌因素——致龋菌

我们口腔内存在某些细菌，如变形链球菌、乳酸杆菌等，这些细菌容易驻扎在牙齿表面，能酵解碳水化合物从而产酸，使牙齿脱矿，在酸性环境中这些细菌也能保持生长繁殖和代谢的能力，具有产酸耐酸的特性，被称为致龋菌。致龋菌对牙齿表面有较强的黏附力，易形成牙菌斑。致龋菌会在牙菌斑的包裹下，将牙齿上的食物残渣分解，从而发酵产酸，这些酸累积在牙齿表面，使牙齿的矿物质发生溶解，钙离子、磷离子自牙齿中脱出，牙体硬组织变软，牙齿逐渐崩解，形成龋洞。龋洞不断变大、变深，到达牙神经，会造成牙髓感染，引发疼痛，进一步波及根尖组织，造成根尖周围发炎。

由此可见，龋齿主要是由细菌产酸引起的。而每个人口腔内致龋菌的含量不一，其数量水平与龋齿的发生率成正比，这就是有些孩子吃糖比较多，但不怎么长龋齿，有些孩子很少吃糖，却还是容易长龋齿的原因。

饮食因素

日常饮食习惯也影响着龋齿的发生概率。在日常生活中多食用富含膳食纤维的食物，如玉米、燕麦、芹菜、白菜、白萝卜等，这些食物不易产生牙菌斑，也不易积聚较多的酸性物质，从而降低患龋齿的风险。精细的食物含糖量比较多，糖易进入牙菌斑，牙菌斑内的致龋菌会使糖发酵，形成各种酸，如果这些酸在牙齿表面停留时间较长，就会将牙齿硬组织溶解破坏进而产生龋齿。在牙齿发育期间、两餐之间及临睡前吃糖更为有害。

牙齿本身结构及口腔环境因素

牙齿因为具有完整光滑的外形、高度矿化的表面结构、按照一定规律有序排列等特征，所以本身就具有一定的抗龋力。但牙齿发育期间若受到遗传因素、疾病因素或营养因素等影响，其抗龋力也会受到一定的制约，间接导致龋齿的发生。

口腔是牙齿的外环境，与龋齿的发生密切相关。孩子在进食后，口腔中容易残留食物残渣，很容易滋生细菌。如果不及时清理，这些细菌会大量繁殖，影响口腔环境的平衡，从而增加了患龋齿的概率。

此外，唾液有清洁牙齿的作用。口腔唾液的流速、流量、成分等也与龋齿的发生有关，唾液的某些成分对龋齿和牙周疾病能起到抑制作用，有利于维护口腔健康。

时间因素	时间因素主要体现在含糖食物在牙齿表面附着的时间上，时间越长，就越容易引起龋齿。有些孩子喜欢在睡觉前喝奶、吃糖果或饼干，而且不漱口，这种情况很容易形成龋齿。

儿童龋齿的危害

随着饮食结构、生活方式的改变，如今的食物更精细，含糖量也更高，而人们口腔卫生和口腔保健意识薄弱，让龋齿成为儿童最常见的口腔疾病。孩子们正处于生长发育阶段，需要足够的营养，口腔是消化的开端，没有健康的牙齿，会严重影响孩子的生活质量和身心健康。尤其是儿童乳牙龋坏造成的不良影响，有时候会比恒牙龋坏更普遍、更严重。

儿童龋齿的危害有很多，这种危害不仅会对孩子的面部造成影响，还会影响他们的身心健康。

● **对面部的影响**

造成颜面部发育不对称	严重的龋齿会导致患处疼痛，孩子不敢用患侧咀嚼，长期偏侧咀嚼容易造成颜面部发育不对称。
导致恒牙错颌畸形和恒牙釉质发育不良	乳牙龋齿容易引起乳牙早失，致使缺牙处相邻乳牙向缺隙处移位，甚至造成恒牙无间隙萌出，局部咬合关系紊乱，形成替牙期及恒牙错颌畸形。而且乳牙龋齿如果没有及时治疗，很可能会影响恒牙的发育。

影响颌骨的生长发育	儿童龋齿会影响牙齿的咀嚼功能，而牙齿的咀嚼可以刺激颌骨的正常发育，如果失去了这种正常生理功能的刺激，颌骨的正常发育就会受到影响。
引发各种口腔疾病	龋齿可发展为急、慢性牙髓炎，急、慢性根尖周炎，以及间隙感染等。

● 对身心健康的危害

影响生长发育	龋齿可能产生的疼痛及乳牙因龋坏早失，会导致咀嚼功能降低，肠胃消化吸收负担加重，易造成营养不良。
造成心理障碍	婴幼儿时期是儿童学习语言的关键时期，乳牙可以帮助孩子掌握正确的发音方法。如果乳牙龋坏或缺失，会使孩子发音不清，而严重的乳前牙龋损可能会使孩子羞于开口，从而影响孩子的心理发育及健康。
引起局部或全身性感染	龋齿可造成根尖周炎，若没有得到及时控制，可能造成全身性感染，严重者甚至会出现视力下降、关节炎、肾炎、心肌炎等疾病。

儿童龋齿的类型

根据牙齿的龋齿深度，儿童龋齿大致可以分为三类，即浅龋、中龋和深龋。

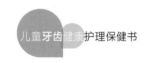

● 浅龋

浅龋的龋蚀破坏一般只在牙釉质内，初期表现为牙釉质出现褐色或黑褐色斑点或斑块，表面粗糙，此时称为初龋，继而表面遭到破坏，称为浅龋。初龋或浅龋没有自觉症状。邻面龋开始发生在牙齿接触面下方，窝沟龋则多开始发生在沟内，早期不容易看到，只有发生在窝沟口时才可以看到，但儿童牙齿窝沟口处容易有食物色素沉着，不仔细检查比较难发现。

● 中龋

中龋的龋蚀已达到牙本质，形成牙本质浅层龋洞。患有中龋的牙齿对冷水或甜、酸会感到疼痛，这是因为牙本质对刺激感觉过敏，刺激去掉以后，症状会立即消失。中龋若能及时得到治疗，治疗效果良好。

● 深龋

深龋的龋蚀已达到牙本质深层，接近牙髓，或已影响牙髓，牙齿受破坏程度较大。此时牙齿对冷、热、酸、甜都有痛感，对热特别敏感，刺激去掉以后，疼痛仍持续一段时间后才会逐渐消失，这时多数患者需要做牙髓治疗以保存牙齿。

深龋如果未经治疗，则可能会继续发展至感染牙髓或使牙髓坏死。细菌可以通过牙根达到根尖孔外，易引起根尖周炎。由此可见，儿童龋齿如果不及时治疗的话，会造成牙齿坏死，而且影响牙齿的再生长。因此，如果孩子有龋齿，家长应尽早带孩子去医院进行检查和治疗。

相比恒牙，乳牙更容易龋坏

常常有家长问医生这样的问题，"我家孩子的这颗牙才长出来没多久，怎么就烂了这么大的一个洞了？""孩子的这颗牙怎么才长出来就是黑的？"这说明家长们也观察到了乳牙龋的一个重要特点：乳牙容易龋坏，并且龋坏的进展速度非常快。事实上，乳牙一旦开始龋坏，从一个小黑点发展成洞，仅仅需要3个月的时间。

家长们可能会认为，乳牙容易发生龋坏是因为孩子爱吃糖。那么乳牙易龋坏且发展速度快的原因到底是什么，真的是因为爱吃糖吗？当然不是，乳牙易龋坏是由多种因素决定的，我们一起来学习一下：

- 乳牙比恒牙更脆弱。乳牙表面的矿化程度要比恒牙低，牙釉质也要比恒牙薄，因而更容易遭到龋坏，且龋坏的进展速度更快，而且乳牙的形态也更容易使食物残渣滞留。

- 乳牙咬合面窝沟点隙多且深，牙齿之间随着颌骨生长又会出现缝隙，食物特别容易残留，稍不注意就刷不干净，成为细菌的温床。一旦发生龋坏，牙齿表面变得粗糙了，就更不容易刷干净了。而且低龄儿童大多不会自行漱口、刷牙，如果家长监管力度不够，很容易导致食物残渣滞留在口腔、齿缝及牙齿沟裂中，而滋生牙菌斑。

- 孩子的饮食多为黏稠性强、含糖量高的软质食品，易发酵产酸。除了糖，蛋糕、面包、饼干等食物也容易使牙齿发生龋坏。比起一次性吃很多甜食，孩子更喜欢一会儿吃一点，一会儿再吃一点，这样无意中延长了口腔细菌产酸破坏牙齿的时间。有些孩子甚至还会嘴里含着糖睡觉，这无疑给细菌提供了良好的滋生环境。

- 很多孩子有睡前喝奶、夜奶、边喝奶边睡觉等习惯，再加上对牙齿清洁力度不够，很容易发生龋坏。

- 孩子的睡眠时间较长，口腔处于静止状态，唾液分泌少，自洁作用差，有利于细菌繁殖产酸，龋坏不知不觉就发生了。

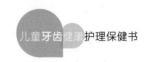

乳牙龋坏的好发部位

乳牙龋坏好发的牙位以上颌乳前牙、下颌乳磨牙（大牙）多见，其次为上颌乳磨牙及上颌乳尖牙。而根据年龄的不同，乳牙龋坏的好发牙齿表面、牙位也不尽相同：

- 1～2岁：好发于上颌乳前牙的唇面、邻面。
- 3～4岁：好发于乳磨牙咬合面的窝沟。
- 4～5岁：好发于乳磨牙的邻面。

除上述好发部位外，还有一个特别需要家长注意的地方，那就是两牙相邻的牙缝处。两牙之间缝隙的龋蚀一般是从缝隙下面开始的，刚开始并不会波及我们肉眼可以见到的牙齿表面，因此很容易被忽视，如果没有得到有效控制，任其继续发展下去，将会形成龋洞。

两牙相接的缝隙之所以容易龋坏，是因为此处经常会有食物嵌塞，难以刷干净，这就导致细菌很容易在这个位置聚集，从而产生牙菌斑，而牙齿渐渐被这些牙菌斑所覆盖，最终被龋坏。

牙齿与牙齿之间的缝隙很容易藏住细菌，也很容易嵌塞食物，而且不容易刷干净，可以说是口腔卫生的一个死角。前文中我们提到过牙线的使用，家长可以好好利用牙线，仔细清理这些卫生死角，让细菌无处藏身。

儿童龋齿重在预防

很多家长由于对口腔保健不重视或存在错误的认识，在孩子出现了龋齿的症状后才去治疗，往往错失了最佳治疗时机，有可能给孩子带来很严重的影响。其实对于儿童龋齿来说，重在预防，尤其是对乳牙龋齿的预防。

● 养成早晚刷牙、饭后漱口的好习惯

刷牙能有效去除牙菌斑、软垢和食物残渣，饭后漱口也可以去除口腔内的食物残渣，保持口腔清洁。在孩子6岁以前，可由家长代刷，如果孩子能够自己刷，也可先让其自主刷牙，等孩子刷完牙后，家长再帮孩子进行一次口腔卫生清洁。刷牙要做到早晚各1次，尤其是睡前刷牙非常重要。

● 习惯使用牙线

牙齿外侧、内侧还有窝沟表面清洁完后，在牙齿与牙齿邻接的地方，牙刷刷毛无法有效清除食物残渣，家长可使用牙线帮助孩子有效清除这些牙齿邻接地方的食物残渣，保持口腔卫生，如此牙齿就不易被龋坏。

● 养成良好的饮食习惯

健康的饮食结构和良好的饮食习惯是口腔健康与全身健康的基础，养成良好的饮食习惯会使孩子终身受益。例如，少吃过于甜腻的食物，引导孩子科学摄糖，少喝碳酸饮料，多吃富含维生素、膳食纤维和矿物质的食物。

● 使用含氟牙膏

使用含氟牙膏可以减少牙齿被酸溶解的程度，促进牙齿再矿化，抑制口腔微生物生长，从而预防龋齿的发生。不过儿童使用含氟牙膏时应注意用量，且应在家长的监督指导下使用，以防误吞。一般来说，3岁以下婴幼儿每次使用儿童含氟牙膏的量宜为米粒大小，3岁以上儿童使用豌豆粒大小的量即可。此外，也可以带孩子到专业机构接受专业的局部涂氟，这也是预防龋齿的一种有效措施。

● 窝沟封闭预防窝沟龋

进行窝沟封闭时，使用特殊的窝沟封闭剂把咬合面的窝沟点隙填平，能够有效杜绝细菌和食物残渣的堆积，有利于牙齿的清洁，是预防恒磨牙窝沟

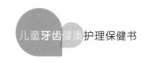

龋的有效方法。

● 定期进行口腔检查，及早治疗龋齿

龋齿的发生和进展缓慢，早期症状不明显，不易察觉，发现症状时常常已经到中晚期，治疗起来复杂，孩子遭受的痛苦较大，治疗费用较高，治疗效果也不如早期。因此，家长一定要定期带孩子到医疗机构进行口腔检查，对儿童口腔疾病做到早预防、早诊断、早治疗。一般来说，建议孩子每3～6个月接受一次口腔检查。

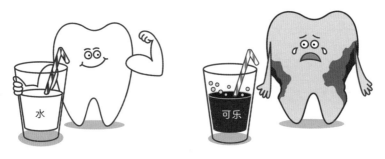

缺钙不是直接引起龋齿的原因

孩子患了龋齿后，很多家长认为是牙齿缺钙导致的，纷纷来医院给孩子开钙片，希望通过补钙来控制龋齿的发展。缺钙虽然会导致牙齿结构、形态发生改变，如牙釉质发育不良，使牙齿表面变得坑坑洼洼，从而增加了牙齿清洁的难度，使得牙齿更易受到细菌的滋生、繁殖和侵袭，进而增加患龋齿的风险，但缺钙并非引起龋齿的直接原因。牙釉质的发育障碍，很多时候是由孩子的牙齿在颌骨内发育时受到一些影响所致的。这些影响，除了先天性的遗传因素，还有后天因素，即在牙齿发育过程中，周围环境的变化（主要指营养障碍，包括维生素D和钙、磷的缺乏，以及脑损伤和神经系统缺陷、疾病因素等）影响了牙釉质细胞的功能，从而造成牙釉质的发育缺陷。因此，对于尚未萌出、处于牙釉质发育阶段的牙齿，缺钙可能会影响牙釉质的发育。而萌出以后的牙齿，其牙釉质已经形成，钙对牙釉质的影响也随之结

束，若此时再补钙，作用并不大。

胎儿时期和学龄前期是牙齿钙化的两个重要阶段，第一个阶段是乳牙主要钙化期，第二个阶段是恒牙主要钙化期。若在这两个阶段给孩子补充足够的钙和维生素D，多接触阳光，牙齿也就能更坚固、更健康。

龋齿与糖

有家长问："邻居家的孩子经常吃糖，却没有一颗龋齿。我家孩子平时不吃糖，怎么就有龋齿了呢？"这种情况相信有不少家长都遇到过。前面我们多次提到糖易致龋，不过这里的糖并不单指糖果，除糖果、面包、饼干、蛋糕、饮料等含糖量高的食物外，我们平时所吃的主食如米饭、馒头等，也含有较多的糖。可以这么说，几乎所有能分解产生糖分的食物，在有大量牙菌斑的口腔内长期存留，都有可能引起龋齿。因此，即使孩子平时不怎么吃糖，如果不注意口腔卫生，口腔内的致龋菌较多，也很可能造成龋齿。相反，如果孩子吃了这些含糖食物后及时漱口或刷牙，糖分在牙齿表面存留的时间短，加之口腔内致龋菌并不多，便不易形成龋齿。由此可见，糖只是致龋的食物，真正导致龋齿的还是前文中所提到的导致龋齿的四大因素，即细菌、饮食、牙齿本身的结构和食物存留在牙齿表面的时间。如果孩子在以上四个因素上都不合格，那患龋齿的概率就比较大了。

不过，爱吃糖是孩子的天性，面对市面上琳琅满目的糖果，家长很难做到完全禁止孩子吃糖。那么应该如何控制呢？其实，只要让孩子科学吃糖，同时加强对牙齿的清洁，就可以有效降低糖对牙齿的影响。

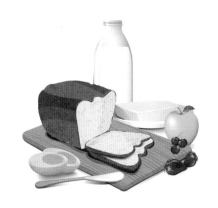

科学吃糖，远离龋齿

- 给孩子吃糖的时间尽量与正餐同步，缩短糖在口腔里停留的时间。

- 孩子吃糖后，要督促他及时漱口，如果能做到刷牙就更好。

- 睡前千万不要给孩子吃糖，因为这时人体的各个器官处于"休息"状态，唾液分泌量减少，此时吃糖更易发生龋齿。

- 限制孩子每天吃甜食和喝含糖饮料的次数，定好规矩，并严格执行。

龋齿与氟

我们在聊如何帮孩子选择牙膏时，谈到氟化物可以防治龋齿，有利于牙齿健康。氟化物之所以能够防治龋齿，一是因为它能降低牙釉质溶解度和促进牙釉质再矿化，微小龋坏可在氟化物中得到一定程度的逆转；二是氟能够抑制口腔中致龋菌生长、抑制细菌代谢产酸，减少酸溶解牙齿中的矿物质，减少牙齿的龋坏。此外，氟化物还能影响牙齿形态结构，通过对牙齿局部用氟，使牙尖变圆钝、沟裂变浅，可使牙齿易于自洁，抵抗力增强。

氟化物的应用可以分为局部应用和全身应用。局部用氟是采用不同方法将氟化物直接用于牙齿表面，以提高牙齿的抗龋能力。常见的局部用氟除了我们日常使用的含氟牙膏，还有含氟漱口液、含氟凝胶、含氟涂料等，这些制剂含有高浓度的氟，对于使用方法及使用频率都有相应的规定，需要在专业医务人员的指导下合理使用。饮水氟化、食盐氟化、牛奶氟化等属于全身用氟的方法，也需要由医生根据孩子的年龄、体重和当地饮用水氟浓度等来确定使用剂量。

总的来说，儿童使用氟的最简便方法是在牙医的指导下正确使用含氟牙膏，定期涂氟，并及时做窝沟封闭。只要注意日常口腔卫生，合理有效地使用氟化物，就能预防龋齿。

谨防儿童**牙外伤**

牙外伤是指牙齿受到剧烈创伤，特别是打击或撞击伤所引起的牙体、牙髓和牙周组织损伤。儿童的活动性较强，自我保护意识较弱，易发生牙外伤，导致牙齿折断或松动，甚至脱落，并可让牙髓坏死的概率增加。家长不可大意，应尽量避免孩子的牙齿受到伤害。

儿童牙外伤的危害

牙外伤虽然不会威胁生命，但会对孩子的身心造成不同程度的影响，严重时还可能危及孩子的身体健康。

影响咀嚼功能	发生牙外伤后，无论情况轻重，必然会产生不适感，可能会出现疼痛、肿胀等症状，进而影响孩子的咀嚼能力和进食状况，从而导致孩子营养摄入不足。若伤及牙髓（牙神经），则需要花较长时间来治疗，影响将会更大。
影响孩子的性格	牙齿或牙龈疼痛，会导致孩子不愿意开口说话；牙齿缺损会导致说话漏风、发音不准，这些都会影响到孩子的日常活动和社会交往，使孩子变得孤僻。
影响颌骨发育	儿童时期是孩子颌骨发育的高峰期，若发生牙外伤，可能导致颌骨发育不良，影响孩子的面貌，进而可能使孩子感到焦虑、羞怯、自卑、窘迫等，造成心理障碍。

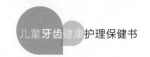

在颌骨内，每个乳牙牙根的下方都有一个恒牙胚。

影响恒牙发育

乳牙外伤可能会伤及恒牙胚，造成恒牙发育异常，导致恒牙牙釉质发育不良，也可能改变恒牙萌出的方向，甚至导致恒牙停止发育。如果多颗乳牙过早缺失，还会造成咬合畸形过早出现，甚至影响颌骨的发育，进一步影响孩子的身心健康。

此外，牙外伤还易导致牙神经坏死或牙脱位，部分门牙损伤的孩子会伴有舌系带、唇系带的损伤或断裂。一旦牙齿缺失，孩子可能终身需要佩戴假牙，给以后的生活和工作带来不便。

孩子好动，易发生牙外伤

造成牙外伤的原因有很多，任何程度的机械外力直接或间接影响到牙齿，都可能造成牙体硬组织或牙周组织发生不同程度的损伤，例如，摔了一跤、嚼到太硬的东西、重物撞击等。

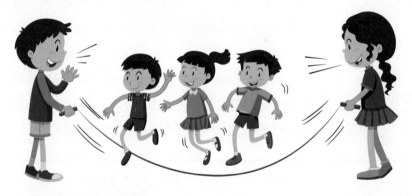

● **造成牙外伤的原因**

牙外伤最常见的原因首先为摔倒，其次是运动、交通事故和暴力行为。孩子天性活泼好动，喜欢跑跳玩闹，同时自我防护意识不够，易发生碰撞或跌倒。一旦撞击到牙齿，就可能引发牙外伤，出现牙龈出血，牙齿松动、折断、脱出等情况。孩子在运动或跑跳时，由于防护意识不够、协调能力不强，或者在监护人看护不力的情况下，很容易发生碰撞、摔伤等情况，从而造成牙外伤。孩子的鼻子、牙齿和上嘴唇处最易发生损伤。

外力的性质、大小、速度和作用方向不同，造成了各种不同类型的损伤。直接外力，如摔倒，多造成前牙外伤；间接外力，如外力撞击下巴，导致下牙猛烈撞击上牙，则容易造成前磨牙和磨牙的外伤；较轻的外力仅会引起牙周组织的轻微损伤，而较重的外力则可将全部牙周膜撕裂，导致牙从牙槽窝内脱出；高速度的外力易致牙冠折断；低速度、大强度的外力易致牙周组织损伤。

● 门牙最容易受外伤

牙外伤通常容易发生在上颌切牙，也就是我们常说的门牙，有时也会累及下切牙。这是因为门牙位于面部较为突出的部位，有上下唇保护，但当谈话、嬉笑、游戏运动时，上唇经常处于开放状态，门牙失去上唇的保护，这种情况最容易受到损伤。另外，鼻子和上嘴唇也比较容易受到损伤。后牙由于有面颊的保护，不易受到伤害。

● 儿童牙外伤的高发年龄

儿童牙外伤主要分为乳牙外伤和年轻恒牙外伤。乳牙外伤多发生在1~3岁的孩子身上，这个年龄阶段的孩子刚学会走路，运动协调能力不太好，自控能力比较差，平衡能力也较差，如果监护人看护不力，很容易跌倒摔伤，导致牙齿受伤。

年轻恒牙外伤的好发年龄在7~9岁，因这个年龄阶段的孩子的门牙刚刚替换，新萌出的恒牙通常看上去比较大且突出，加上这一阶段的孩子活动能力非常强，喜欢各种户外运动，如玩滑板车、骑自行车等，很容易因摔倒而致使牙齿受伤。

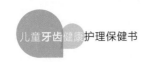

儿童牙外伤的常见类型

儿童牙外伤分为牙体、牙髓和牙周组织的损伤。牙体损伤包括牙组织丧失或牙体折断，牙周组织外伤包括牙震荡、牙移位和牙全脱位。

● 牙震荡

牙震荡，又称牙挫伤或外伤性根周膜炎，表现为牙周膜的轻度损伤。牙齿犹如受到一场微小的地震，牙体组织完整或仅表现为牙釉质裂纹，牙齿无松动或轻微松动，牙齿没有硬组织缺损及牙齿移位情况。牙震荡可能表现出咬合不适、轻微酸痛感等症状，也可能对冷刺激有一过性的敏感症状。

● 牙体折断

牙体折断是牙外伤的常见类型，包括牙冠折断、牙根折断、冠根折断三种情况。无论是哪种情况，一旦出现，家长应立即带孩子去医院就诊，尤其是可能会出现牙髓损伤的情况。

牙冠折断是牙体折断最常见的类型，好发于上颌中切牙的切角或切缘，有三种情况：

- 单纯牙釉质折断，牙本质及牙髓尚未暴露出来，一般无自觉症状，有牙釉质裂纹；
- 牙釉质折断，暴露牙本质，但无牙髓暴露，冷热刺激敏感；
- 牙齿折断致牙髓暴露，肉眼可以看到牙齿断面有红色出血处，冷热刺激痛、触痛明显。

外伤导致的牙根折断，根据折断部位不同，可分为冠向三分之一折、中三分之一折和根向三分之一折三种情况，临床可出现牙齿松动、牙冠伸长、有咬合创伤等症状。

冠根折断是由外伤引起的牙釉质、牙本质和牙骨质同时折断，在牙冠、牙根部均有缺损。根据牙髓暴露与否，以及折断的复杂程度，在临床上将冠根折断分为简单冠根折和复杂冠根折。简单冠根折即正在萌出的牙齿，前牙冠根折断但没有暴露牙髓；复杂冠根折比较严重，是牙釉质、牙本质、牙骨质联合折断，波及牙髓。

● 牙移位

牙移位是指牙齿受到外力伤害时，造成牙齿脱离正常位置的情况。根据牙齿受力的大小和方向不同，可分为牙齿挫入、牙齿侧向移位和牙齿部分脱出。牙齿挫入是指整颗牙齿受力后往牙根方向挫入，使牙齿看上去比同名牙短；牙齿侧向移位是指牙齿受力后向唇、舌或远中方向移位；牙齿部分脱出是指牙齿部分脱出牙槽窝。

● 牙全脱位

牙全脱位是指牙齿完全脱出，多发于年轻恒牙，由于其牙根尚未发育完全，牙周膜纤维相对疏松，受外力后易致牙齿脱离牙槽窝。完全脱出的牙齿，有时候是直接掉落出来，有时是掉落在口腔内，有时牙齿还在原来的位置上，但已经完全松动并悬浮着。这种情况通常伴随着牙龈的撕裂、出血，甚至牙槽骨的骨折，此时一定要赶紧带孩子就医。

牙外伤后一定要尽早就医

孩子好动且自我保护能力弱，因此极易发生牙外伤。牙齿受伤后若发生折断，出现牙体缺损，家长都会带孩子去医院就诊；但如果看到孩子牙体缺损较小或没有缺损，也没有疼痛感，往往就不当回事了。事实上，牙齿外伤后无论伤势轻重，都要及时就医，不及时治疗或不正确的治疗方法可能导致牙齿缺失、破坏咀嚼器官完整性，甚至影响全身健康。

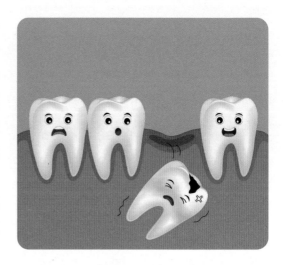

家长一定要注意，牙齿外伤的表现形式多样，受损程度不一，不是所有的牙齿受到外伤后都会出现明显不适，但这并不代表牙齿的各部分没有受到损伤。尤其是对年轻恒牙来说，其生理解剖特点决定了它比成熟恒牙更容易受外伤后继发疾病的影响，如出现牙髓坏死、根尖周炎等。

因此，只要孩子的牙齿受到外力冲击，无论是否松动、脱落、缺损，最好都尽快就诊，请专业儿科牙科医生检查治疗，以免延误最佳治疗时机。有很多严重的继发疾病是可以预防的，及时发现继发疾病也能使疾病尽早得到有针对性的治疗，这样可以将伤害降至最低。

● 恒牙脱落的急救措施

牙齿脱落在临床上并不是很常见，但关于牙齿脱落的急救措施希望各位家长能有所了解，紧急关头可以"救活"这颗牙齿。

遇到孩子把牙磕掉的情况，家长千万不要慌，要安抚好孩子的情绪，并尽快找到牙齿，将其植回牙槽窝，牙齿有可能再长好。

牙根通过其表面一层薄的牙周膜细胞与牙槽骨相连，牙根一旦离开人体，牙根表面的牙周膜细胞会迅速坏死。研究表明，再植牙成功的关键是牙根表面要有活的牙周膜细胞，因此，牙齿离开身体的时间越短，再植牙成功的概率越大。一般来说，30分钟内把牙齿再植回去，牙齿存活的可能性比较大。此外，影响再植牙成功与否的因素是牙齿在体外的保存环境，恰当的保存环境也能延长牙周膜细胞在体外的存活时间。

牙齿脱落的急救方法：

第一步　需要第一时间用手捏住牙冠，把磕掉的牙齿捡起来，注意不要伤到牙根。

第二步　第一时间用生理盐水冲洗牙齿1分钟左右，冲净牙根表面上的污物。如果手边没有生理盐水，则可以用自来水冲洗10秒钟左右。千万不要用肥皂，不要擦洗，不要晾干，更不要用纸巾或布包紧。

第三步　马上把牙齿放进原来的牙槽窝内。可轻轻地用手指将牙齿推进牙槽窝内；或是放在洞口，再让孩子用牙齿轻轻地咬合，将牙齿推入。之后嘱咐孩子轻轻地咬上后槽牙，并闭拢嘴巴。如果孩子抗拒，实在无法放入牙槽窝内，可把牙齿放在冷鲜奶中（4℃、不含糖的纯牛奶或脱脂牛奶）或生理盐水中暂存。如果手边没有这些合适的保存介质，万不得已也可以把牙齿含在口内唾液中，但提醒孩子不要误吞。切忌把牙齿泡在水里，也不要把牙齿干燥保存，特别是包裹在纸里，否则会使牙周膜细胞迅速坏死，无可挽回地导致再植牙失败。

第四步　尽量在30分钟内就医。如果是乳牙脱落，一般不再植入，可以不用将牙齿放进牙槽窝内，但需要按照上述方法将牙齿保存好，并及时去医院就诊。

儿童牙外伤可以预防

牙外伤虽然属于意外伤害的一种，但也是可以有效预防的。那么，家长如何做才能降低儿童牙外伤的发生概率呢?

● 从小建立防范意识

儿童青少年是牙外伤的高发人群，家长要有意外伤害防范意识，并从小帮孩子建立这种防范意识。例如，孩子刚学步的时候，将可能绊倒孩子的物品以及可能伤害到孩子的器物移开，并告诉他为什么要移开；平时不穿底滑的鞋子；参加活动时提前熟悉场地，避免盲目冲撞；告诉孩子不用危险品互殴；运动时要戴好护具，做好防护措施；等等。

● 多学习关于牙外伤的安全知识

家长和孩子都应对牙外伤有一定的认识，尤其是家长，应教育孩子从小预防牙外伤，多了解一些牙外伤的知识及发生牙外伤后的紧急处理措施。建议各位家长在家中备一本牙齿保健及牙外伤紧急处理手册，平时常和孩子一起阅读。

● 运动时做好防护措施

儿童时期正是好动的时期，且孩子天性爱玩，学校也会经常举行各种体育活动，对于经常参加激烈对抗性体育运动的孩子来说，佩戴护齿器是很有必要的。儿童护齿器是在运动的时候戴在牙齿上，保护牙齿及颌骨在撞击过程中少受损害的牙套，其具有良好的弹性、韧性，可以缓冲撞击力，降低牙齿、唇、面颊肌、舌的外伤概率。

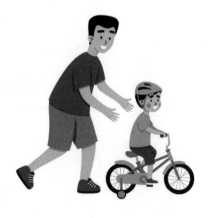

其他常见的**儿童牙病**

除龋齿和牙外伤外，还有一些儿童牙病也会给孩子带来伤害，家长不可掉以轻心，多注意观察孩子的口腔情况，发现问题及时就诊。

乳牙早失

乳牙和恒牙的替换遵循一定的时间与规律。乳牙早失是指有些乳牙由于各种原因，未到正常替换时间就过早脱落。

● 造成乳牙早失的主要原因

- **龋齿。**乳牙被龋后没有及时就诊，导致牙齿慢慢缺失，只能连牙根一起拔除。

- **牙髓病、根尖周病等牙病。**孩子患有特别严重的牙髓病、根尖周病等牙病时，牙齿已经是残冠的状态，患牙没有保留的意义了，需要拔除。

- **牙外伤。**孩子活泼好动，难免磕磕碰碰，容易发生牙外伤，可能磕掉牙齿。

- **先天性乳牙缺失。**先天性乳牙缺失的原因有可能与遗传因素有关，也有可能是先天性牙胚缺失所致。

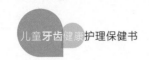

● 乳牙早失所带来的危害

降低咀嚼效率，影响身体发育

乳牙早失，特别是多颗乳牙早失，会使孩子的咀嚼功能下降，不能有效将食物研磨碎，加重了消化系统的负担，可能引起消化不良等消化系统疾病，进而影响营养物质的摄入、吸收，对孩子的身体健康发育造成严重的危害。

影响发音和心理健康

3~4岁是孩子练习发音、学习说话的关键时期，同时也是孩子身心健康成长、完善人格建立的关键时期，更是自信心建立的关键时期。因奶瓶龋、牙外伤等原因造成的乳前牙缺失经常发生在这个时期，临床上常见乳前牙缺失的孩子不敢大声笑，会用手捂住嘴巴，不愿意主动与人交流，孩子的自信心及心理健康均会受到不同程度的影响。

造成偏侧咀嚼，影响儿童颌面部发育

单侧乳牙早失，会使患侧咀嚼功能降低，导致孩子习惯用对侧咀嚼，刺激对侧颌骨咀嚼肌过度发育，致使两侧颌骨和面部发育不对称。

导致颌骨畸形

乳牙早失后，两侧的邻牙向缺隙处倾斜移位，牙齿间隙丢失使继承的恒牙萌出受阻，异位萌出，恒牙排列不齐，从而导致错颌畸形。

● 乳牙早失的处理方法

一般来说，孩子出现乳牙早失，需要及时安装间隙保持器。间隙保持器是用来保持早失牙齿在牙列中的远近和垂直间的间隙的，能维持孩子正常的生理间隙，防止邻牙向丧失部位倾斜和对颌牙伸长，可以保持继承恒牙的正常萌出、保持牙列正常、保持颌骨正常发育，也可以保证孩子能有正常的牙齿进行咀嚼，对其生长、心理、先天发育都有很大的帮助。

对于先天性的乳牙缺失，如果仅是个别牙齿，可以定期进行观察，如果先天性的乳牙缺失对于恒牙的萌出没有明显的影响，可以先不用处理；如果对恒牙产生了影响，可以针对病情，再做进一步治疗。

因此，一旦发生乳牙早失，建议尽早到口腔医院就诊，及时做早期干预，避免给孩子的身心带来永久性伤害。

牙齿发育异常

牙齿发育异常包括牙齿数目异常、牙齿形态异常、牙齿结构异常以及牙齿萌出异常。

● 牙齿数目异常

牙齿数目异常是指牙齿先天性缺失或有多生牙的情况。牙齿先天性缺失，有可能是乳牙缺失，也有可能是恒牙缺失，恒牙缺失的概率比乳牙更高一些。前文说过乳牙缺失会给孩子带来一定的影响，建议尽早看牙医，及早干预。先天性恒牙缺失通常是指恒牙胚没有发育或没有形成牙齿，从而导致缺牙、少牙或者无牙的一种症状。先天性恒牙缺失的原因有很多，比如遗传因素，若父母双方或一方存在先天性恒牙缺失的情况，子女先天性恒牙缺失发生的概率就会高于正常人群。此外，若牙齿受到外力创伤或乳牙早脱，亦可能导致先天性恒牙缺失。先天性恒牙缺失可能会引起牙齿错颌畸形，导致排列不整齐，也应及时到正规医院的口腔科进行检查。

多生牙即长了一些额外的牙齿，可发生于颌骨的任何部位，形态各异，数目不定。对于已萌出的多生牙，要及时拔除，否则很可能影响邻近恒牙的顺利萌出和排列；对于藏在颌骨内的多生牙，医生一般会根据牙齿的具体情

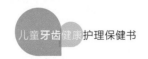

况，选择适当的时机进行拔除。

● 牙齿形态异常

牙齿的形态和大小如同我们的身体形貌一样，在遗传因素、环境因素、机械压力因素等的影响下，可造成牙齿形态的异常。常见的牙齿形态异常有畸形中央尖、双牙畸形等。

畸形中央尖	畸形中央尖是在前磨牙的咬合面中间有一个异常突起的牙尖。这种异常突起的牙尖很容易折断或磨损，从而引起牙齿内部发炎，导致疼痛。但畸形中央尖引起的牙齿疼痛是可以避免的，如果发现刚刚长出的新牙有畸形牙尖，可对畸形牙尖进行保护处理，以避免其折断。如果已经发生折断，则越早填充治疗越好，可避免后期继发感染。畸形中央尖可单发或者多发，常左右对称多发。如果发现一颗牙长有畸形牙尖，应检查对侧同位置牙齿，做到早发现、早治疗，可以避免出现牙髓感染。
双牙畸形	双牙畸形是指牙齿在发育时期，由于机械压力因素的影响，两个正在发育的牙胚融合或结合为一体的牙齿发育形态异常。机械压力发生的时间不同，造成的形态也不同，或是因一个牙胚分裂为二，牙冠呈现两个牙的异常形态。由于牙齿的结构异常，双牙畸形可能会导致食物容易残留在牙齿缝，不易清洁而形成龋齿。乳牙出现双牙畸形的情况，对牙列的影响不大，可以先观察，直到乳牙被恒牙顺利替换掉。

● 牙齿结构异常

牙齿结构异常是指牙齿发育期间，在牙基质形成或基质钙化时，受到各种障碍造成牙齿发育异常，并且在牙体组织上留下永久性的缺陷或痕迹。常见的牙齿结构异常有牙釉质发育不全、牙本质发育不全、氟斑牙等。

牙釉质发育不全	牙釉质发育不全是指在牙齿萌出时，有些牙齿可以看到牙釉质表面出现点状、窝状、带状的缺损，或者牙釉质松软易碎，或者呈现黄斑、白斑。牙釉质发育不全一般是由于先天遗传因素，或牙胚在颌骨发育时受到影响，如维生素、钙、磷等营养素的缺乏，从而导致牙釉质的结构异常。
牙本质发育不全	牙本质发育不全的轻度症状一般表现为牙齿表面疏松粗糙，有时候会呈现出黄褐色，中度症状表现为有明显的牙齿凹陷，严重的时候还会出现没有牙釉质形成、牙冠形状变化、体积变小的情况，这种情况很容易被磨损，甚至整个或者大部分的牙齿都会被磨掉。
氟斑牙	氟斑牙又叫斑釉，由于摄入的氟过多，引起牙釉质发育异常，从而出现白斑、褐色斑块、牙釉质点窝凹陷等情况。氟斑牙一般多发于恒牙，主要原因与饮用水中氟含量过高有关。氟对牙齿具有双重作用，饮用水中氟含量过高会产生氟斑牙，过低则形成龋齿。当饮用水中含氟量为1ppm时，既有防龋作用，又不致形成氟斑牙。

● 牙齿萌出异常

牙齿萌出异常在临床上常见的有牙齿早萌、牙齿萌出困难和异位萌出。

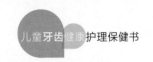

牙齿早萌是指牙齿萌出时间超前，而牙根的发育尚不足根长的1/3。牙齿萌出困难主要由乳牙早失、牙龈角化增生而坚韧肥厚所致，常见于切牙和双尖牙处。异位萌出是指恒牙在萌出过程中，未在牙列的正常位置上，多发于第三恒磨牙和上颌尖牙。一旦发现有牙齿萌出异常的情况，建议家长及时带孩子看牙医。

牙龈炎

谈到牙龈炎，很多家长可能会比较诧异，孩子也会得牙龈炎吗？这不是成年人才会得的病吗？第三次全国口腔健康流行病学调查报告显示，12岁儿童的牙龈出血检出率为57.7%。由此可见，牙龈炎在儿童期也比较常见。

牙龈即包绕着牙齿的软组织。孩子的牙龈较薄、角化差，受到细菌感染或外伤后容易发生炎症，而乳牙的牙颈部缩窄，导致牙龈边缘容易积存食物残渣而刺激牙龈。换牙期间由于牙列的暂时性不齐，加上新牙的萌出，也会使食物残渣难以清除。如果牙菌斑和食物残渣长期堆积，牙齿表面就会形成牙结石。牙结石的形成会刺激牙龈组织，继而出现牙龈出血等炎症。

牙龈炎的具体表现为牙与牙连接处的牙龈出现红肿，进食、刷牙、触碰时容易出血。一般将牙斑菌、牙结石清除，消除刺激牙龈的因素，使用正确的刷牙方式，养成饭后漱口的好习惯，保持口腔卫生，牙龈炎的症状就可以缓解或消除。

此外，长牙期的宝宝或换牙期的孩子可能会出现一种萌出性牙龈炎。牙齿萌出时，牙龈有异样感，宝宝可能会去咬玩具等比较坚硬的物品，导致牙龈损伤而发炎。又或者牙齿刚开始萌出的时候，周围的牙龈未完全退缩，这时如果没有注意口腔卫生，食物残渣很容易聚集在牙齿与牙龈交界的缝隙里，不易清理，也很容易引发炎症。

总之，不管什么原因导致的牙龈炎，都需要保持口腔清洁，去除刺激牙龈的食物残渣、牙斑菌和牙结石。如果孩子的牙龈反复出血，建议及时去看牙医，找出原因并治疗。

儿童**看牙须知**

　　儿童时期就要养成定期检查牙齿的习惯，建议每3～6个月检查一次牙齿，这样才能及时发现问题，若出现问题要使用正确方法及时治疗，以防牙齿疾病越来越严重。很多孩子害怕看牙医，其实只要家长的准备工作做到位，就能帮助孩子克服这种惧怕心理。

为孩子选一名好的儿童牙医

　　一提到牙医，孩子们最本能的反应就是恐惧。为了消除孩子的恐惧，牙医的经验相当重要，除了要熟知儿童心理，还要面对复杂的临床状况、熟悉齿龈发育。因此，为孩子挑选一名好的儿童牙科医生，能让孩子快乐就诊。但牙医诊所众多，怎么帮孩子挑选呢？要想为孩子挑选一名好的牙医，家长至少要关注以下四个方面：

就诊环境	就诊环境不仅反映出就诊医院或诊所的整体水平，也代表了牙医本人的工作态度和专业程度。一般来说，就诊环境应该干净、明亮、整洁，卫生条件要好。有些正规的大医院会专门为孩子布置可爱的、充满色彩的就诊环境，甚至备有儿童活动区域。这些虽然与看牙无关，但有利于缓解孩子在看牙时的紧张和焦虑情绪。
医生的看诊态度	相信很多人都有过候诊很久而看诊极快的经历，有时多问医生几个问题，还能感受到医生的不耐烦。而为孩子挑选牙医时，医生的态度及语气很重要。好的牙科

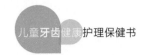

医生熟知孩子的心理，往往比家长更清楚该如何安抚抗拒的孩子，让孩子从紧张和焦虑中放松下来，并让他们乖乖接受诊断。

医生的专业程度

专业的儿童牙医会给孩子建立完整的病历档案，会对孩子的口腔进行全面、详细的检查。了解孩子的口腔状况后，医生会把具体情况详细告知家长，并进行客观分析。除能给孩子的牙齿提供专业的诊断外，还会告诉家长如何进行后续的口腔保健等。

患者的好评度

如果患者对医生的评价都很高，说明这位医生不管是看诊态度，还是专业水平，都有过人之处，应该会是不错的选择。

孩子看牙医，家长要提前做好准备

在牙科诊室，经常可以看到很多孩子在就诊过程中哭闹不已，家长满头大汗，软硬兼施，但还是不能顺利治疗。有什么办法可以让孩子乖乖配合看牙，消除恐惧心理呢？家长应该做哪些准备呢？

与孩子一起面对

带孩子看牙医，除非万不得已，否则家长一定要亲自陪同孩子。这是因为家长同孩子一起，会给孩子很大的鼓励，孩子对看牙这件事就不会那么焦虑了。如果没有家长的参与，医生要做重要的诊疗计划时，其他人往往无法做决定。

准备好孩子的信息	提前告知医生关于孩子的信息，比如孩子身体和牙齿情况、是否对看牙有恐惧等。
提前让孩子熟悉牙齿知识	陪孩子看一些关于牙齿的科普漫画书或者动画片，还可以准备一些牙齿保健和牙齿治疗的书籍或视频和孩子一起观看，让孩子慢慢了解应该如何保护自己的牙齿，并且懂得保护牙齿的重要性。
不要用牙医来吓唬孩子	要想孩子不害怕看牙医，家长首先要有一颗平和的心，以轻松愉悦的心情带孩子看牙医，千万不要用牙医来吓唬孩子，也不要告诉他们看牙可能会疼，更不能向孩子隐瞒看牙医这一事实。
提前 15 分钟左右到院	确认好预约的就诊时间，并按就诊时间提前15分钟左右到院，带孩子提前感受口腔诊室环境，帮助孩子缓解紧张情绪。
准备小礼物给孩子奖励	可以准备一份小礼物，作为看牙后给予孩子的鼓励。但不要买太贵的礼物，要让孩子觉得看牙是一件很普通的事，给小礼物和口头表扬即可，让孩子知道自己的表现得到了家长的认可，奖励的目的就达到了，也为下一次看牙做好了铺垫。

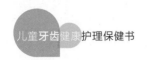

正确对待口腔科 X 线片

牙齿外层牙釉质下有一层牙本质，牙本质内部有牙髓腔，牙髓腔里有牙神经和血管。牙齿的这些内部结构，我们是无法通过肉眼看到的。如果这些地方出现了问题，只能通过X线片来观察。这也是为什么在治疗牙病的时候，大多数牙科医生会先给牙齿拍个片子，拍X线片可以帮助医生了解牙齿内部情况。

很多家长因担心给孩子身体带来不良影响而拒绝拍X线片。那么，孩子进行口腔X线照射真的不安全吗？

其实，我们在日常生活中无时无刻不处于辐射之中。一个人每年接受的辐射剂量大约为2 400微希沃特，而一张牙科X线片的辐射剂量为4~5微希沃特。很多家长可能对这个数据没有什么概念，以我们生活中的例子来说，10小时航空飞行的辐射剂量为30微希沃特，拍一张牙科X线片的辐射剂量相当于坐1个多小时的飞机。可见，牙科的影像学检查的辐射剂量是相当低的，对我们的健康并无多大损害。因此，当牙医建议孩子拍牙片时，肯定认为拍摄X线片是必要的，辐射剂量也是很小的，而且拍片时医生会给孩子必要的保护装置，家长不用过于担心。

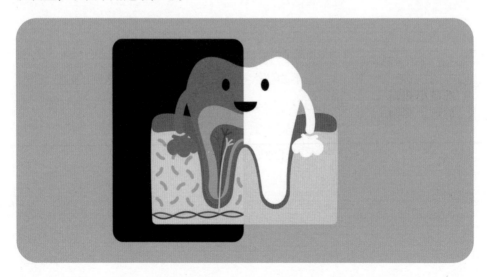

儿童口腔治疗常见问题

● 孩子补牙能用麻药吗

当孩子的牙齿上出现龋洞时，最初只是很浅的洞，龋坏仅发生在牙齿最外层的牙釉质上，此时补牙，仅需要把洞内龋坏的牙釉质去除干净，再用牙科材料将洞填充起来即可。因为牙釉质内并无传递感觉的神经结构，治疗时孩子并不会觉得疼痛。当龋洞进一步加深，发展至牙本质时，牙本质内的小管结构会将感觉传递给牙齿内部的牙髓组织，继而传递给大脑。此时医生会用器械去除牙本质龋坏的部分，孩子就会感觉到疼痛。而且龋坏越深，痛感越明显，当龋坏穿透牙本质，抵达牙髓腔时，疼痛几乎无法忍受。因此，当龋坏达牙本质深层以及牙髓时，为了使孩子在无痛的状态下进行治疗，医生一般会使用麻药。有些家长可能会担心麻药对孩子的健康有损害，甚至担心影响大脑发育。其实，局部麻醉注射的危险主要来自麻药过敏反应，而医生在使用麻醉方法前会详细询问孩子的具体情况，包括精神、心理状况以及药物过敏史、麻醉史等。治疗前家长一定要如实告知医生孩子的健康情况，只要孩子不对麻药过敏，医生对适应证和剂量控制好，就不会出现严重的不良反应。

● 补牙时为什么要把龋洞磨大

补牙时医生会把龋洞磨得很大，这是因为龋洞中有大量致龋菌，如果不清理干净，这些致龋菌会腐蚀牙齿，龋洞不断向深处发展，侵犯牙髓，引起牙疼。另外，一旦牙齿被龋坏，食物会经常塞入龋洞内，不易清理干净，很容易导致龋洞"口小底大"。当医生清理龋洞时，会发现下方牙体组织已严重腐蚀，去除这些腐质后龋洞面积会变大、变深，这是很正常的。而且，如果不把龋洞中的腐质清理干净，补牙填充物很容易脱落。

● 补牙后为什么填充物容易脱落

孩子补牙后填充物容易脱落的原因主要有以下几种：

- 一是补牙时隔湿不好，填充操作途中唾液或孩子用舌头舔湿了牙齿表面，导致黏结剂失效；
- 二是孩子的牙洞太大，残留的正常牙体组织太少，不足以支撑填充物；
- 三是龋洞中的腐质未去除干净，导致黏结剂失效；
- 四是填充材料是针对恒牙研究开发的，而乳牙釉质和牙本质比恒牙软，所含的有机物和水分高于恒牙，同样的树脂黏结剂在乳牙上的黏接效果比恒牙差。

● 孩子补牙前牙不疼，为什么补完牙后不久反而疼

一般来说，龋洞发展到接近牙中心的牙髓腔后会波及牙髓，造成牙髓炎，引发疼痛，因此疼痛是牙髓炎的重要诊断指标。但很多孩子的乳牙患牙髓炎后并没有症状，甚至有些孩子的牙齿坏得只剩残冠、残根了也不疼，这使得乳牙牙髓炎的诊断指标存在不确定性，导致临床上可能把牙髓炎误诊为深龋，没有做牙髓摘除术，仅仅做了充填治疗。由于感染的牙髓没有去除，术后会发生肿痛等症状，因此龋齿充填治疗后建议定期复查，有问题早发现、早处理。

● 孩子拔牙以后，家长应该注意些什么

孩子拔牙后要注意以下方面：

- 为了防止牙龈出血，孩子拔牙后，医生会让孩子咬一块药棉或纱布，这时需要孩子做到咬紧棉花或纱布、口唇紧闭、咽下口水，不可以将口水往外吐，以促进血块凝固。

- 孩子拔牙当天不可以刷牙漱口，如果此时刷牙漱口，会把牙槽窝内凝固的血块再次冲出，导致牙槽窝再次出血。

- 孩子当天的饮食要清淡，并且要进食较凉、较软的食物，不可以吃过硬、过热的食物，这样容易损伤拔牙创口。

- 如果是左侧拔牙，就要用右侧进食，24 小时内不要用患侧进食。

- 如果应用了局麻药物拔牙，家长一定要嘱咐孩子在 2 个小时内不要咬嘴唇、抠嘴唇或按压局部黏膜，以免造成局部黏膜损伤而引起溃疡。

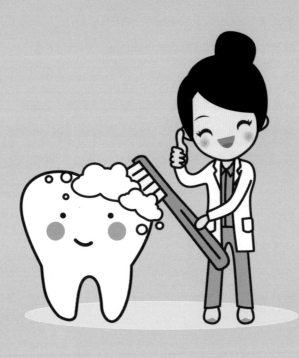

第6章

牙齿矫正，
帮孩子找回自信

　　孩子的牙齿及上、下颌骨的发育，受到遗传、营养、咀嚼功能以及一些不良习惯的影响，容易出现牙齿畸形，有可能造成牙齿排列不齐、面部发育不对称等问题，不仅影响牙齿美观，还会对孩子的身心发育造成影响。因此，及时进行牙齿矫正十分重要。

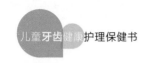

提前做好有关**牙齿矫正的功课**

相信很多家长都听说过牙齿矫正，因为关于牙齿矫正的广告比比皆是。但如果牙医告诉你，孩子的牙齿需要做矫正，你是不是对此仍是一头雾水？作为家长，有必要事先了解关于牙齿矫正的种种事宜。

牙齿矫正的原理

关于牙齿矫正，美国正畸学会给出的定义为：通过移动牙齿或经外力来控制、引导、矫正牙齿或颌骨的结构和形态异常。简单地说，就是通过特定的矫正装置将力量施加在牙齿或者颌骨上，以此来引导、矫正牙齿或颌骨的位置，使之达到功能协调和整齐美观的效果。由此可见，牙齿矫正不仅是针对牙齿排列不齐，还包括面部、颌骨的引导和矫形。矫正也不只是改善牙齿的外观，更多的是改善由于牙齿排列不齐所导致的咬合功能异常。

牙齿矫正起始于19世纪末20世纪初，迄今已有一百多年的历史。牙齿之所以可以矫正，是因为牙槽骨的特殊性。牙槽骨是包绕牙根的骨头，是人体中最为"活跃"的组织之一，终生都在发生着变化。当一定强度的外力对它长时间施压时，包绕牙根的牙槽骨和牙齿周围的组织就会因压力的影响而发生改变，受压迫的一侧会出现骨质吸收，受牵张的一侧则会出现骨质增生，两者达到一个动态平衡，从而使牙齿移动到新的位置并稳定下来。

牙齿矫正其实是牙槽骨重新改建的过程，因此并不是短期内就可以完成的，它是一个较长的过程，通常需要2年左右。牙齿得到矫正后，排列会更整齐，也更容易清洁，罹患龋齿和牙周疾病的风险会降低，更有利于牙齿健康。

什么情况下需要进行牙齿矫正

儿童青少年的牙齿和颌骨畸形，不仅影响咀嚼功能，还会影响容貌美观，甚至会影响儿童的心理健康，因此家长一旦发现孩子的牙齿和颌骨畸形，一定要尽快进行矫正。但很多家长不太清楚，究竟什么情况下才需要进行牙齿矫正。其实，只要家长发现孩子的牙齿排列不齐、咬合不正等，就应带孩子去看牙医。如果经过牙医的评估，其牙齿咬合不正影响到了美观、咀嚼和发音等，就需要及时进行矫正。以下是几种需要进行矫正的常见情况。

● 地包天

地包天俗称兜齿，医学上称为反颌，是指上下牙咬合时，下牙覆盖上牙。地包天的形成主要是受到遗传因素、不良习惯等影响。如果孩子有先天性唇腭裂，则会影响颌骨和牙齿的发育，容易导致地包天；家长或直系亲属存在牙齿咬合、颌骨生长异常的情况，孩子也可能会出现此情况。此外，孩子的口呼吸问题、扁桃体肥大、乳磨牙过早缺失、母乳或奶瓶喂养姿势不正确等，都有可能引起下巴前伸，导致地包天。

地包天会影响上、下颌骨的发育，从而最终影响面部形态。由于受到下颌牙齿的阻挡，上颌骨向前发育受到限制，而下颌骨没有上颌牙齿的阻挡会出现过度向前伸，导致上、下颌发育畸形，表现为面下部突出，上颌凹进去，下巴突出来，最终形成凹形脸，严重影响面部形状。而且，反颌的牙齿上下咬合不良，也会影响孩子的咀嚼功能，对营养摄入和全身生长发育不利，因此一定要尽早矫正。

地包天需要早期矫正。虽然治疗结果不可预测，年龄越大，面部颌骨发

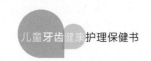
育越完全，矫正难度就越大。乳牙地包天一般在3～5岁进行矫正，如果错过了乳牙期，换牙期也可以进行矫正。乳牙地包天不一定会伴随恒牙，但恒牙反颌的概率会明显增加。如果在乳牙期没有得到矫正，替换后的恒牙仍存在反颌情况，8～10岁时就必须进行干预，否则上、下颌骨会发育得不协调，会给矫治带来困难，甚至错过矫治时机。

● 牙列拥挤

这是比较常见的一类畸形，其主要特征是牙齿在口腔内没有足够的空间进行整齐的排列，表现为牙齿拥挤错位，导致牙齿排列不齐，里出外进。最明显的例子就是老百姓通常所说的"虎牙"，"虎牙"其实是上颌尖牙唇向外移的形象比喻，常由于颌骨发育不足、牙量大于骨量所致。

导致牙列拥挤的主要原因有遗传因素、乳牙早失、乳牙滞留、颌骨发育不足、口腔不良习惯等。由于牙齿拥挤不易清洁，容易引发龋齿及牙周疾病，轻度牙列拥挤对孩子的面形影响不大，面部突度及高度均无明显异常；而严重牙列拥挤可使面形改变，表现为唇部外突、口唇闭合困难等。

● 开颌

开颌是指前牙或后牙在垂直方向上不能咬合，表现为上、下牙齿之间在正常的咬合过程中存在缝隙。导致开颌的因素较多，如先天性颅面发育异常，会使腭骨的发育出现畸形；儿童时期的不良习惯亦可引起开颌，如伸舌、吮指、咬笔杆等。

临床上，开颌属于一种错颌畸形，一般多见于前牙。前牙开颌会影响口腔正常功能，降低咀嚼功能，造成食物咀嚼不充分；会增加肠胃负担，时间长了会引起消化不良或肠胃疾病；还会影响发音，使有些发音不准确；严重的开颌会导致面部发育不协调，影响容貌美观，对儿童青少年的心理健康产生不利影响。

● 深覆颌

正常的覆颌应该是上牙盖住下牙的1/3左右，如果覆盖的程度或者距离过大，甚至上前牙几乎完全盖住了下前牙，就称为深覆颌。深覆颌对牙齿功能以及面部美观的危害较大。

深覆颌使牙齿不能行使正常功能，上、下颌骨出现垂直错位，导致咀嚼肌无力，影响正常饮食。

如果患者的牙齿属于闭锁性深覆颌，此时牙齿容易咬伤上方前牙靠近一侧的牙龈组织，导致牙龈损伤，容易受到细菌感染进而引起牙周炎。

深覆颌会让牙齿在上下咬合的时候距离变大，导致咀嚼肌快速生长，加重下牙的过度磨损，上牙完全咬在下牙的牙龈部分还可能造成牙龈萎缩。

深覆颌还可能导致患者下颌骨处于靠后的位置，此时颌关节压力增大，久而久之易导致颞下颌关节紊乱。

● 龅牙

龅牙是上颌前突畸形或双颌前突畸形的俗称，是一种常见的牙颌面畸形，是上颌前突或上、下颌骨前突导致前牙外突，嘴唇无法自然闭合的错颌畸形。患者常常表现为开唇露齿，微笑时牙龈外露过多，

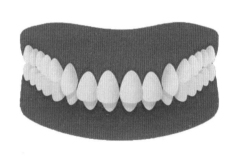

自然松弛状态下双唇不能闭合。龅牙是牙齿畸形中比较常见和典型的一种情况，不仅影响美观，还会导致孩子产生敏感、自卑的心理，影响其人际交往和身心发展。

龅牙的形成原因比较复杂，可能与先天遗传因素和后天环境因素有关，常见的诱发因素主要包括吮指、吮下唇、咬物、舔牙、口呼吸等习惯。

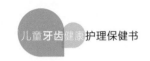

● 牙齿缝隙太大

正常牙列中的牙齿一个紧挨着一个，它们之间没有什么缝隙。但有些人的牙列中存在明显或较大的缝隙，这种情况可能是由牙齿有先天性缺失，或者牙齿有过小发育的畸形造成的。

牙齿缝隙大除影响美观外，还容易造成食物堆积，导致牙龈肿胀、出血，引起牙周炎、牙髓炎、根尖炎等病症。

当然，并不是孩子的牙缝大就需要进行牙齿矫正。在换牙期，多数孩子的门牙存在缝隙较大的情况，这是一种正常的生理现象，也是暂时性现象，不需要干预。对于已经过了换牙期的青少年，如果牙齿缝隙太大，则建议在牙医的帮助下对牙齿进行矫正。

儿童青少年进行牙齿矫正至关重要

牙齿是人体的重要组成部分，不仅是用来咀嚼食物的器官，也是用来修饰外观的器官。许多家长平时不太注重孩子的口腔问题，从而导致孩子出现龅牙、地包天、牙齿稀疏、牙齿拥挤等问题。如果不及时治疗的话，随着孩子年龄的增长，可能会给孩子带来长期伤害，导致其说话漏风、兜下巴、脸部变形等问题，甚至影响孩子的一生。因此，儿童青少年的牙齿矫正非常重要，父母千万不要忽视。儿童青少年进行牙齿矫正的作用主要有以下几个方面：

减少龋齿和牙周疾病的发生

排列拥挤的牙齿常常会因为清洁死角过多而造成无法彻底有效的清洁，久而久之，就会引起龋齿、牙周疾病等口腔问题。此外，异常的咬合关系容易造成某些牙齿受到不当的咬合力撞击，时间长了也会损坏牙周组织。及早矫治不整齐牙齿、龅牙或者牙齿错位，有利于维护口腔卫生，减少龋齿和牙周疾病的发生。

有利于颌面部的正常发育	严重的牙齿错颌会影响颌骨的正常发育，及早进行治疗有利于颌骨向正常方向生长。
有利于纠正发音和语言能力发展	牙列间隙（牙缝）等问题会影响孩子的发音，及早治疗有助于纠正发音，促进孩子的语言能力发展，也能帮助孩子建立良好的人际交往关系。
有利于营养的吸收，促进身体健康	牙齿排列不整齐、龅牙或地包天等错颌畸形，均会影响咀嚼能力，进而影响肠胃的消化吸收功能，对孩子的生长发育也不利。及时进行牙齿矫正能够增强牙齿的咀嚼功能，有利于营养的消化与吸收，对于生长速度较快的孩子来说，营养跟得上自然就长得高、长得快。
维护心理健康	牙齿排列不整齐、龅牙、门牙缺失等情况，会给孩子带来与众不同的外观差异，影响美观，甚至会使孩子产生自卑心理。相反，如果孩子的牙齿经过矫正，变得既整齐又漂亮，他也会更有自信。

把握牙齿矫正的最佳时期

其实临床上没有牙齿矫正的最佳时期这种说法，一般在3～15岁，矫正时间根据牙齿生长、发育时期的不同而有所不同，矫正的功效也有一定的区别。

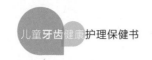

● 3 ~ 6 岁：乳牙期的早期矫正，促进颌面部正常发育

在乳牙期进行的矫正属于早期矫正，一般来说，越早开始矫正，效果越好，也越能降低牙齿在后期出现问题的概率。

乳牙期矫正的目的
• 促进颌面部的正常发育；
• 纠正或减轻反颌程度；
• 免除或降低恒牙的矫治难度。

乳牙期主要的牙齿问题
• 地包天；
• 开颌；
• 乳牙过早缺失；
• 前牙或后牙错咬。

乳牙期是影响脸部发育的时机，建议3 ~ 6岁孩子的家长及时帮助孩子改正不良习惯，如咬嘴唇、侧咀嚼、睡前吃糖等，这些不良习惯都会对儿童的牙齿和口腔健康产生很大影响。

● 6 ~ 12 岁：换牙期改善和修复下颌后缩、上下牙关系异常

6 ~ 12岁是换牙期，此时新生恒牙开始萌出，牙齿生长很快，咬合不稳定，是牙齿畸形的多发期。在换牙期，孩子很容易形成一些不良习惯，牙齿出现错颌畸形的概率也大大增加。6 ~ 12岁的孩子进行牙齿矫正时，通常可改善和修复早期的下颌功能性后缩、上下牙关系的异常。如果发现孩子有前伸下颌、面部畸形、牙齿排列不正常等情况，建议带孩子去正规的口腔医院进行检查。

换牙期矫正的目的
• 改正孩子的口腔不良习惯；
• 纠正或避免换牙期的牙齿问题；
• 免除或降低后期矫治难度。

换牙期主要的牙齿问题
• 下颌后缩；
• 偏侧咀嚼；
• 多生牙；
• 牙齿缺失和恒牙早失。

● 12 ~ 13 岁：牙列不齐的最佳矫正时期

孩子在12 ~ 13岁时，恒牙列开始形成，牙弓基本发育完毕，牙齿也基本成型，此时一旦牙列不齐，不会自动改善，只能由口腔正畸专科医生进行矫正治疗。这一时期被认为是矫正牙列不齐的最佳时期，因为这一年龄阶段的孩子对牙齿矫正的接受能力比较强，面对漫长的牙齿矫正期，他们能够很好地配合医生。不仅如此，这一阶段的孩子牙槽骨的可塑性比前两个阶段都强，有经验的牙医会利用其生长发育潜力，来矫正轻度的骨性错颌畸形。

恒牙期矫正的目的

- 让牙齿变得整齐；
- 矫正或避免恒牙期的牙齿问题。

恒牙期主要的牙齿问题

- 牙列不齐；
- 牙齿畸形。

了解形形色色的矫正器

牙齿矫正器俗称牙套，是一种治疗错颌畸形的工具。它可产生作用力，或借助由咀嚼肌和口周肌的功能作用力使畸形的颌骨、错位牙齿发生变化，以利于牙颌面的正常生长发育。

目前，市面上有着多种多样的矫正器，根据其固定方式可以分为固定矫正器和活动矫正器。固定矫正器，顾名思义，是固定在口内无法由患者取下的矫正器，可以做较大范围牙齿的移动，改变牙冠和牙根的位置。目前90%以上的患者采用固定矫正器，由医生用专门的医用胶安装在牙齿上，比活动矫正器的效率要高，是目前应用最广泛、技术最成熟的一种矫正器。

固定矫正器，依据其材质来分，有金属、透明陶瓷、透明树脂等几种；依据黏接的位置来分，有放在牙齿外面的唇侧矫正器，还有放在牙齿里面的舌侧矫正器。值得一提的是，舌侧矫正器是黏接在牙齿内面，牙齿外面不做处理，因此隐形效果比较好，不过初戴的不适感可能较明显，对技术的要求

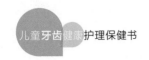

也比唇侧矫正器高。

此外，市面上还有一种新型矫正器，即隐形矫正器。这种矫正器看起来像一层透明的薄膜，具有透明、光滑的特质，戴上以后几乎看不出来，隐形效果非常好，可自行取下，舒适度较佳，深受爱美人士的追捧。不过这种矫正器并不适合所有类型病理的矫治。

虽然有这么多种矫正器，但其只是一种工具，是牙医为达到牙齿矫正目的而使用的一种载体，家长不要过于夸大和迷信矫正器的作用。而且每种矫正器有着各自不同的特点，具有一定的适应性，不同的孩子适用于不同的矫正器，同一个孩子在不同阶段也可能适用不同的矫正器，牙医会根据具体情况选择适合的矫正器。总之，在选择矫正器时，适合的才是最好的。

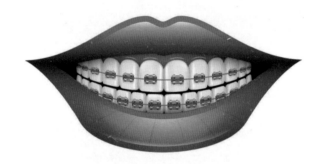

牙齿矫正可能出现的后遗症

一般来说，正规的牙齿矫正并不会给牙齿带来伤害，相反，有很多孩子在牙齿矫正的过程中，还会养成良好的口腔卫生习惯，使牙齿更健康。不过，凡事都有两面性，牙齿矫正后也可能存在一些后遗症。多年的临床经验显示，牙齿矫正后的后遗症主要有以下几种。

● 牙龈萎缩

在牙齿矫正治疗的过程中，当牙齿向外移动过多时，有可能会导致牙槽骨变得过薄，如果孩子的牙龈本来就很薄，也可能造成牙龈萎缩。一般来说，年龄越大，牙槽骨发育越成熟，在牙齿矫正时对其造成损伤的概率便越大。

● 牙齿松动

牙齿矫正其实是一个通过适当的外力使得牙齿移动的过程，在移动牙齿的过程中，牙齿周围的组织也会不断移位和重建。由于每个人的牙齿状况以及佩戴矫正器的习惯大不相同，矫正治疗过程中有可能会对牙齿周围组织造成损伤，出现牙槽骨损伤、牙龈萎缩的情况，进而导致阶段性牙齿松动。

● 牙髓坏死

牙齿矫正会造成小概率的牙髓坏死情况，一旦出现这种情况，需进行根管治疗，不过这在儿童牙齿矫正中很少见。这是因为儿童牙齿的牙根尖开口较大，有充分的血液供应养分，可以维持其活性，而且在进行牙齿矫正时，专业的牙医会控制好拉动牙齿的力量，让牙齿足以移动而又不会受到伤害。不过，极个别牙齿特别脆弱的患者有可能出现牙髓坏死的情况。

虽然牙齿矫正治疗可能会存在某些后遗症，但后遗症发生的概率并不大，家长不必过于担忧，更不能因此而让孩子放弃矫正。总的来说，孩子接受牙齿正畸的年龄越小，发生后遗症的概率也越小。另外，家长一定要带孩子到正规医院的牙科治疗，以降低发生正畸后遗症的风险。

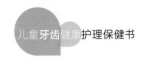

矫正计划的**实施**

　　了解了牙齿矫正的基本常识后，接下来就是接受牙齿矫正治疗了。牙齿矫正不是一件简单的事，也不是一件小事，更不是两三天就能解决的事，牙齿矫正治疗期间非常考验孩子的毅力、执行力和家长的耐心。

为孩子找一位既专业又细心的牙医

　　如果确定了孩子需要进行牙齿矫正，家长应先和孩子商量好矫正的时间安排，并着手帮孩子找一位既专业又细心的牙医。因为牙齿矫正是一个比较漫长的过程，孩子需要配合以及注意的问题比较多，选择一个既专业又细心的牙医，不仅可以让牙齿矫正获得良好效果，还能让孩子欣然接受，并养成良好的口腔清洁习惯。一般来说，找牙医时，家长可以从以下几个方面来考量：

沟通过程中是否耐心、亲切	这一点非常重要，因为态度不和善的医生很难和孩子愉快地相处，后续的矫正治疗也难以顺畅进行。如果医生在解答问题时很亲切，孩子不产生抵触心理，能够和医生愉快相处，相信矫正治疗也就能很顺利地进行。
矫正治疗的建议	好的牙医能根据孩子的实际情况，考虑家长的想法，并征求家长和孩子的意见，制订出适合孩子的牙齿矫正计划。
愿意认真倾听家长的想法	好的牙医能够设身处地为孩子和家长着想，会顾及家长和孩子的感受，对家长的种种想法也愿意认真倾听，并会综合考虑家长的想法。

矫正前做好咨询和检查工作

进行牙齿矫正治疗前，家长一定要提前做好详细的咨询，如孩子是否可以进行牙齿矫正、应该选择哪种矫正器、矫正时间有多长、费用大概是多少、矫正效果等问题，这些都需要提前向医生一一了解清楚，并接受详细检查，之后才可以确定矫正治疗方案。

一般来说，牙医会对孩子进行初步的检查，向家长询问矫正诉求以及初步的治疗计划。之后，牙医会对孩子进行更为详细、具体的矫正资料收集，依据相关资料进行治疗计划评估。矫正前的检查和沟通可以让牙医对孩子有进一步的了解，家长也能更清楚孩子的口腔情况。如果孩子存在一些口腔疾病，如龋齿、牙龈炎等，需要先将口腔疾病治疗好，才可以开始进行牙齿矫正。

制订可行的矫治方案

在漫长的矫正期内，孩子的饮食习惯、口腔清洁等问题都会受到影响，因此牙医与家长之间要提前进行沟通讨论，这样才能制订出合理可行的矫治方案。家长可以将自己的想法告知牙医，例如，为什么要帮孩子进行牙齿矫正，是想改变脸形，还是要解决牙齿排列不齐、龅牙、咬合不正等问题，以及治疗过程中可能存在的种种问题，牙医会根据孩子的实际情况制订出与之相适应的矫正方案。对于牙医给出的方案，如果家长存在疑虑或认为有不妥之处，可以与牙医进一步讨论，最终制订出适合孩子且家长认可的矫正方案。

需要提醒各位家长的是，由于大部分家长缺乏专业的口腔知识或存在

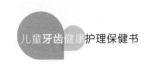

一些错误的观点，提出的某些要求可能并不合理，此时还要多听取牙医的建议，不可盲目偏信网络上的内容或非专业人士的意见。

谨遵医嘱，按时复诊

孩子佩戴上了牙齿矫正器，家长终于可以放心了。但你以为孩子戴上牙齿矫正器就万事大吉了吗？如果这么想，那就错了，因为牙齿矫正的效果好不好，与后续的配合和保养有很大关系。

牙齿矫正是一个循序渐进的过程，它通过矫正器使牙齿及骨骼等组织进行缓慢的移动，而施加在牙齿上的力度也会逐渐减弱，所以需要定期复诊。牙医会根据牙齿矫正的最新状况对矫正器做出相应调整，从而保证矫正效果。通过定期复诊，牙医还可以及时掌握孩子的口腔健康状况，一旦发现问题，要及时诊治。

复诊时间一般是牙医根据正畸加力后牙齿及骨骼等组织改建的规律和周期性计算好的，按时复诊可以保证牙齿及骨骼等组织改建的周期性不被打断，以此达到牙齿持续稳定移动的效果。孩子佩戴上矫正器后，牙医通常会为他准备一个病历本，上面会记录提前制订好的矫正方案、不同时期的调整方案以及复诊时间等，家长一定要记住复诊时间，一旦擅自失约，就很可能导致矫正进度受阻，矫正效果受到影响。

刚刚佩戴矫正器时，很多孩子可能因为无法适应而不自觉地用舌头去舔矫正器，或者经常用手去碰触它，这样有可能导致矫正器松动或脱落，家长一定要时刻提醒孩子改掉这个习惯。如果矫正器变得松动或已脱落，一定要及时回诊。

佩戴上矫正器后，牙医会告诉家长和孩子在日常生活中应如何保护好牙齿，主要包括饮食方面的注意事项，以及牙齿和口腔的清洁工作。家长一定要做好监督工作，认真执行医嘱，这样才能保证牙齿矫正的效果和进度。

牙齿矫正期间的**护理大全**

在牙齿矫正期间，如果不能恰当饮食，或没有做好口腔清洁卫生，都有可能影响牙齿矫正的效果。孩子戴上牙齿矫正器后，家长应遵循医嘱，鼓励和监督孩子做好口腔清洁工作，在饮食方面也要根据矫正计划进行调整。

牙齿矫正期间的饮食原则

在牙齿矫正期间，吃是一个大问题，吃什么、怎么吃，这些问题困扰着很多家长，而且对于正处在生长旺盛期的孩子来说，营养均衡显得格外重要。那么在牙齿矫正期间，如何才能既不影响矫正效果，又能保证营养均衡呢？

牙齿矫正初期，宜吃软质、流质食物

戴上矫正器的前几天，以及每次矫正调整后的前两三天，是不适感最为明显的时侯，三四天后，这种不适感会慢慢消失。在这一期间，建议家长多为孩子准备软质或流质食物，如软面包、面条、稀饭、牛奶、蔬果汁等，这些食物容易咀嚼和吞咽，不易造成矫正器松动或脱落。

少吃甜、黏、硬的食物

牙齿矫正期间应少吃甜、黏、硬的食物。因为甜、黏的食物容易粘在矫正器或牙齿表面上，从而导致龋齿；硬的食物，如坚果、骨头等对牙齿的冲击力比较大，很容易导致矫正器松动或脱落。

有些人在佩戴矫正器的初期，牙齿会变得格外敏感，太冷、太热或酸性食物都有可能加重牙齿的不适感。

种类丰富，营养均衡，做到细嚼慢咽

有些家长认为，孩子戴上矫正器后吃东西不太方便，为了减少孩子咀嚼的不适感，很少给孩子吃水果、肉类等。其实这种做法也不对，要知道，牙齿矫正是一个漫长的过程，长此以往，很容易造成孩子营养不均衡，影响生长发育，反而对健康不利。

虽然孩子无法完全像平时一样吃东西，但家长可以将食物切成小块，将肉制成丸子，将坚果磨碎煮粥，并叮嘱孩子吃的时候注意细嚼慢咽，这样就能让孩子摄取足够的营养。

牙齿矫正期间要重视牙齿清洁

佩戴牙齿矫正器后，口腔自洁能力会降低，食物残渣容易附着在牙齿表面，形成牙菌斑，导致牙齿脱矿、龋齿、牙龈红肿出血等问题，影响牙齿健康。而且由于佩戴了矫正器，口腔的清洁工作会变得比之前更为困难，孩子可能会没有耐心认真刷牙。因此，家长一定要多监督和协助孩子，多给孩子讲一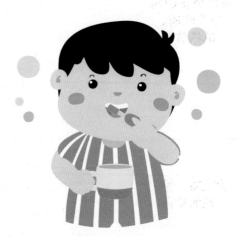讲牙齿清洁的重要性，引导和督促孩子每天认真刷牙，做好口腔清洁工作，以防因口腔不洁而引发牙龈发炎、龋齿等问题，影响牙齿矫正的进度。

如果条件允许，建议每次用餐完毕后就刷牙。如果不方便，至少保证早晚各刷1次，每次刷牙时间控制在5分钟左右，务必刷到牙齿的每一个面。每次喝完甜、酸等饮料后要及时漱口，以避免食物长时间停留在牙齿表面和口腔中。

戴牙套的孩子如何刷牙

孩子好不容易学会了自己刷牙，但由于佩戴上牙齿矫正器，刷牙又成了一件麻烦的事情。戴上牙齿矫正器后，口腔清洁确实会变得更加困难，孩子在戴牙套期间如何刷牙成了很多家长关心的问题。

因为口腔里多了牙齿矫正器，刷牙时的洁牙工具和刷牙步骤会有所不同，家长要提前帮孩子准备好新的洁具，并细心指导孩子刷牙。

● 牙齿矫正期必备的洁牙小工具

正畸牙刷	正畸牙刷即矫正专用牙刷，其刷头中间一排的刷毛较短，形成一个凹槽，刚好可以刷在矫正器的位置上，专为避开粘在牙齿上的托槽而设计。在牙刷的选择上，建议家长选择小头、软毛的正畸牙刷。
超小牙刷	超小牙刷即专门为矫治牙齿设计的超小牙刷（间隙刷），能较为方便地清理牙齿的各个表面，尤其是清理牙套上、牙套周围、牙齿表面附着的污垢。常见的有"I"型和"L"型两种，其特点是刷毛小、体积小，可以在各种角度下灵活操作，清洁牙缝和矫正器。
单束刷	单束刷是只有一束刷毛的牙刷，这种牙刷的体积小，能轻易刷到牙齿表面、牙齿间的凹隙以及其他牙刷不易清洁到的死角。

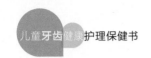

牙线牵引器	除要使用牙刷刷牙外，还可以使用牙线清洁牙齿，普通人需要这样做，正畸人群更需要这样做。但是佩戴矫正器后，牙线无法穿过矫正器的钢丝，这就需要牙线牵引器来帮忙。牙线牵引器可以帮助牙线穿过牙缝，以清洁牙缝中的食物残渣和牙菌斑等。此外，也可以直接购买专用的正畸牙线。

● 牙齿矫正期的正确刷牙方法

孩子佩戴矫正器后，除基本的刷牙外，还需要加强对矫正器周围的清洁，以免食物残渣长期积聚在矫正器四周而腐蚀牙齿。不过家长也不要过于害怕，掌握以下6个步骤，就能轻松地把牙齿刷得干干净净。

第一步：刷牙齿的外侧面	可以采用巴氏刷牙法先对牙齿本身进行清洁，即把牙刷放在牙龈与牙齿表面交界处，使刷毛倾斜45°角朝向牙根部，轻轻用力使刷毛进入龈沟及覆盖龈缘上，通过短距离颤动清洁牙齿、龈沟等部位，每次刷2～3颗牙，直至将牙齿清洁完毕。
第二步：刷牙齿的咬合面	让刷毛与牙齿的咬合面呈垂直的状态，来回刷咬合面。
第三步：刷矫正器	首先可先将牙刷平行压在矫正器上，来回刷矫正器；其次将牙刷放在牙齿与矫正器的交界处，刷毛向下呈45°角，微微振动，清洁矫正器和牙齿表面间的死角；最后将刷毛向下呈45°角，做同样的动作，直至将矫正器清洁干净。

第四步：刷牙齿的内侧

使刷毛与牙齿呈45°～60°角，来回水平刷后侧牙齿的内侧，每次刷两颗牙。再将刷头打直，垂直刷前牙的内侧。

第五步：清洁矫正器与牙齿之间的缝隙

将牙间隙刷放在矫正线下方与矫正器的交界处，上下来回移动，清洁矫正器与牙齿的交界部位。

第六步：清洁牙缝

清洁牙缝有两种方法：一是选择大小适合的牙间隙刷来清洁牙齿缝隙，这种方法适合牙缝较大的人；二是针对牙缝较小的人，由于牙缝较小，使用牙间隙刷会让牙齿不舒服，因此可以选择使用牙线，但是由于佩戴了矫正器，牙线无法穿过矫正器的钢丝，需要借助牙线牵引器来完成。

如果佩戴的是活动矫正器，清洁起来要比固定矫正器方便很多。在做好口腔清洁的同时，不要忘记清洁活动矫正器，以免食物残渣和细菌停留在矫正器上，带入口腔内，损害牙齿健康。

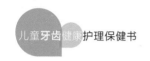

附录：
专家解答儿童常见牙齿问题

刚出生的宝宝为什么会"长牙"？

有些宝宝刚出生几天，在上颌中线及齿龈边缘的位置就长出一个个小白点，好像牙齿冒尖了。其实这并不是牙尖，而是乳牙在胚胎发育过程中，部分牙胚逐渐增生角质化，在牙床上形成的芝麻粒大小的黄白色颗粒，俗称"马牙"。马牙是一种新生儿的正常生理表现，并非疾病，不具传染性，一般没有不适感，通常会在出生后数周内自行消退，无须特殊处理，切忌挑破或用力擦拭。如果家长无法判断是否为马牙，可及时就诊，请牙医详细检查并做出专业判断。

此外，有的宝宝在出生时或出生后不久，口腔内确实有正常形态的牙齿长出，这种过早萌出的乳牙并不是马牙，而是"诞生牙"，通常发生在下颌切牙。由于牙根尚未发育或发育时间很短，这种牙特别松，可能会有脱落并被误吞入呼吸道的危险，一般建议拔除。这种情况应尽快带宝宝去医院就诊，切忌自行处理。

如何判断宝宝出牙晚？

一般来说，宝宝出生的时候是没有牙齿的，大约从6个月开始长牙，2岁半至3岁时20颗乳牙全部萌出。当然，这个时间只是平均年龄，出生后4～12个月出牙都属于正常时间范围，有的宝宝可能四五个月就开始长牙，而有的宝宝9个多月才开始长牙，这都属于正常现象。但如果宝宝1岁以后还没有长出第一颗乳牙，则说明其出牙时间过晚，需要到医院就诊，由牙医判断是否正常。

宝宝出牙晚就是智商低？

出牙的早晚与宝宝的智商并没有直接联系，因此，出牙晚的宝宝智商低是一种非常没有道理的说法。孩子牙齿的萌出具有先后顺序，而且存在个体差异，多数孩子在6~8个月初见第一颗牙齿萌出，1岁以后如果仍然没有牙齿萌出，则称为萌牙延迟，与个人体质因素、遗传因素、生活环境因素、饮食习惯因素等有关，与智力没有关系。但有些疾病本身可能同时伴有智商低下及牙齿萌出延迟，不过不能用牙齿萌出的早晚来断定智商的高低。

宝宝的出牙顺序和其他孩子不一样，怎么办？

宝宝的牙齿并不是同时萌出的，一般情况下，乳牙萌出的顺序为自下而上（下颌先于上颌）、由前向后，且牙齿萌出呈双侧对称性。当然，这个顺序只是大多数情况，有少数孩子可能出牙顺序不同，但这并不是病态表现。对孩子来说，只要能够在正常时间段内开始出牙，且牙齿排列比较整齐，没有发生拥挤、覆盖、覆颌等情况，通常不需要进行处理。因此家长不需要太过担心，只要宝宝的牙齿健康，不按顺序出也没关系。

宝宝初萌牙前后，哪种牙刷既有清洁作用又能呵护口腔？

对于未萌牙的宝宝，建议家长用无菌纱布蘸温开水，帮助宝宝清洁牙床。若宝宝萌出部分前牙，可选择用指套牙刷帮助宝宝清洁前牙。随着宝宝萌出的牙齿越来越多，可以使用儿童专用牙刷。

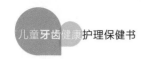

乳牙稀疏有缝隙，需要矫正吗？

很多小朋友的乳牙稀稀疏疏，有很多缝隙，特别是乳前牙区的间隙比较明显。其实这些牙间隙大多属于生理间隙，家长不用过于担心，也不需要进行矫正。通过前文我们都了解到牙齿的大小并不会随着身体生长发育而变大，但随着年龄的增长，孩子的颌骨会变大、变宽，乳牙间的缝隙就会加大，这属于正常现象。但如果孩子因龋齿导致牙冠缺失，牙间隙加大，这就不正常了，此时需要尽快带孩子去看牙医。

乳牙可以做窝沟封闭吗？

乳磨牙是可以做窝沟封闭的，这样能有效预防龋齿。乳牙时期的儿童，乳牙矿化程度较低，容易造成龋齿，而且由于孩子年龄较小，无法彻底清洁牙齿，窝沟内容易积攒食物残渣或细菌，从而造成龋坏。将窝沟封闭以后，能够有效预防龋齿，而且封闭材料中含有氟离子，释放时能够提高牙齿的抵抗力。

乳牙做窝沟封闭，并不会损伤牙体组织，通常是将窝沟封闭材料涂抹于颊舌面以及牙冠咬合面的窝沟点隙中，使牙冠的凹陷部位形成一层保护性的屏障，阻止致龋菌侵蚀牙体。

宝贝换牙时舔牙，牙齿真的会长歪吗？

相信很多人在小时候换牙时，都听过这样一句话：牙掉了千万不要舔，不然长出的牙齿会歪歪斜斜。真的是这样吗？舔一舔就能把牙齿舔歪？

这句话还是有一定道理的。在换牙期，如果只是偶尔轻轻舔舐，当然不会造成什么严重的后果。但是新牙的萌出是一个缓慢的过程，而且新生牙齿在萌出的过程中，在牙龈内的位置并不牢固，根基尚浅，还没有稳定地固着在下颌骨中，这时如果长期受到来自同一个方向的推力，就容易造成牙根位置的偏移，牙齿自然就长歪了。因此，家长还是要在孩子换牙的时候，提醒孩子不要去舔牙齿。

孩子 7 岁了，迟迟不换牙，怎么办？

绝大多数孩子是在6岁左右开始换牙的，也就是乳牙开始依次脱落，萌出新的恒牙。但是6岁左右是平均年龄，有的孩子乳牙萌出比较早，在5岁左右就开始换牙，也有的孩子要晚一些，甚至7岁了还没有开始换牙，这也是临床上比较常见的现象。这是因为每个孩子的发育情况不同，有早有晚。如果超过7岁了乳牙仍没有松动，家长可以带孩子去正规医院口腔科拍片检查，看一看有没有继生恒牙。

如果乳牙掉后超过 3 个月没有长出新牙，需要看牙医吗？

随着乳牙牙根逐渐被吸收，乳牙松动脱落，恒牙会慢慢萌出，这就是牙齿的替换过程。一般来说，乳牙脱落后2~3个月，恒牙就会从原来乳牙的位置上萌发出来。有时乳牙可能会提前脱落，而恒牙还没有到萌出时间，就不会紧跟着乳牙的脱落而萌出。在生理替牙期内，如果超过6个月恒牙还未萌出，则建议去正规医院口腔科接受详细检查，看是否有继生恒牙。如果有继生恒牙就不用担心，等其自行萌出即可；如果没有继生恒牙，则属于先天性缺牙，要根据医生的建议进行治疗。此外，也有可能是由于覆盖在恒牙上的牙龈组织太硬、太厚，导致恒牙无法萌出，这时牙医会根据具体情况进行治疗，从而使新牙尽早萌出。

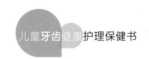
孩子的门牙换了之后变得歪斜，需要赶紧矫正吗？

孩子刚换的门牙歪斜，如果歪斜程度不是很严重的话，通常不需要立刻矫正，可以继续观察。因为在乳牙、恒牙交替的过程中，伴随着其旁边牙齿的脱落、萌出，或是对颌形成正常的咬合，以及孩子面部的发育，歪斜的牙齿会慢慢调整位置，最后基本可以恢复正常。当然，如果牙齿位置异常明显，则需要带孩子到医院就诊，由医生检查并判断是否需要矫正。

有什么好办法可以预防龋齿？

龋齿的形成与糖、牙斑菌和牙齿本身的防蛀性密切相关，要想有效预防龋齿，需要注意这三个方面：减少糖在口腔中的停留时间；清洁口腔中的牙斑菌；增强牙齿的防蛀性。我们可以通过加强日常口腔卫生护理及必要的干预措施来预防龋齿。

最实用的日常口腔卫生护理方法就是刷牙。我们一般建议使用的刷牙方法有巴氏刷牙法及圆弧式刷牙法，每日两次，每次刷牙时间不少于3分钟，睡前刷牙尤为重要。当然也要注意饮食习惯，少吃糖，少喝饮料，养成进食后及时漱口的好习惯。

必要的干预措施包括使用含氟牙膏、定期涂氟以及做窝沟封闭。使用含氟牙膏、定期涂氟能够为牙齿局部提供较高浓度的氟，从而增强牙齿的抗龋能力；窝沟封闭则能够将容易患龋的部位予以封闭，以达到防龋的目的。

宝宝没吃过糖，为什么会长龋齿？

不吃甜食和糖果不等于没有吃糖。水果、米面中均含有糖，一旦给宝宝添加辅食，他的小嘴里就开始有糖了。如果宝宝喝的是配方奶，即使没有开始添加辅食，他的饮食中也有糖。如果家长没有注意宝宝的口腔护理，长此下去，宝宝就容易有龋齿。

但是母乳中也含有乳糖，为什么纯母乳喂养的宝宝在添加辅食前不用特别保护牙齿？

这是因为糖的构成有很多种，不同的糖有不同的分子结构，被消化的过程也不一样。母乳中的乳糖需要在小肠中乳糖酶的作用下才能被分解，在口腔中不能被分解，当然就不会产生酸，也就不会腐蚀牙齿。

孩子新换的牙齿颜色发黄，正常吗？是否需要漂白牙齿？

恒牙的牙釉质矿化比较好，晶体排列整齐有序，透光率较高，从外面能透出内层淡黄色的牙本质，因此新换的牙齿看起来有点黄，这是正常的。这种情况不能通过洗牙改变，也不需要漂白，提醒孩子注意口腔卫生即可。

孩子的牙齿变黑是怎么回事？是龋齿吗？

牙齿变色的原因可能是外来色素的积聚或牙齿内在颜色改变。如果是满口牙齿普遍性有牙渍，呈黑色，一般判断是外来色素的积聚，可以通过洗牙去除，并注意少吃带色素的食物，如酱油、巧克力、可乐等；如果是单颗牙齿局部发黑，那么可能是龋齿；如果个别牙齿整颗发灰黑色，那么可能是牙齿内在颜色改变，例如，因牙齿碰伤或严重龋齿导致牙髓坏死，血色素分解后的物质渗入牙本质内，导致牙齿变灰或呈深啡色。如果是龋齿、牙髓坏死等原因导致牙齿呈黑色，家长一定要及时带孩子去看牙医。

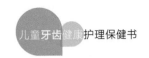

孩子总是张口呼吸，需要纠正吗？

人类正常而自然的呼吸方式是通过鼻腔完成的鼻呼吸，而有一部分人因为呼吸道疾病，如鼻炎、鼻窦炎、腺样体肥大等，或口周肌肉群功能异常等情况，引起鼻道不通气，就会转成张口呼吸，即"口呼吸"。如果口呼吸的程度比较严重，又长时间得不到控制，就会造成睡眠质量不好，导致孩子注意力不集中。晚上睡觉时如果张口呼吸，会产生呼吸中断、憋气等症状，影响生长激素的分泌，从而影响生长发育。口呼吸最大的危害是会引起孩子面容改变，最常见的是上唇短翘、上前牙前突、嘴巴无法自然闭合、下颌后缩等。

由此可见，不要小觑张口呼吸，长此以往危害可不小。如果发现孩子睡觉时习惯用口呼吸，应带孩子到医院查明原因，听取医生的建议，及时改善。

如果两颗乳牙连在一起，替换的新牙也会连在一起吗？

有些孩子长了一颗很宽的牙，到医院检查后，被诊断为"融合牙"，即两颗牙融合成一颗，主要是两个牙胚在发育期间受到一定压力或刺激后融合起来，一起从口腔中萌出。其主要原因有遗传、压力、氟中毒、营养不良等。

乳牙发生融合牙，继承恒牙并不一定也是融合牙。但乳牙的融合牙有可能并发其中一颗继承恒牙先天融合，具体需要进一步检查。融合牙的融合线处是龋齿的好发部位，而且融合牙的牙冠宽度小于两个牙的牙冠宽度之和，因此会影响牙弓周长和牙齿的排列，尤其是双侧性乳牙融合牙，对牙列大小的影响较大。因此，家长不要认为融合牙是个小问题，若孩子出现融合牙应及时带孩子就医。